내 몸을 위한
아몬드 사용 설명서

내 몸을 위한 아몬드 사용 설명서

이노우에 히로요시 지음 · 김은영 옮김

- ☑ 고민하지 않고 먹어도 되는 간식 1위

- ☑ 다이어트 효과 극대화

- ☑ 식욕 억제 및 공복감 해소

- ☑ 피부 탄력과 동안 유지

- ☑ 집중력과 기억력 향상

- ☑ 골다공증, 치매 등 각종 질병 예방에 효과적

- ☑ 질리지 않고 맛있게 먹는 비밀 레시피 수록

팬덤북스

아. 몬. 드.
제대로 알고 먹으면 웬만한 약보다 낫다

이 책을 손에 든 독자들은 지금까지 미용과 노화 방지를 위해 다양한 방법을 시도했을 것이다. 잠시 그 방법들을 떠올려 보자. 효과가 있었던 것, 전혀 없었던 것, 방법이 간단했던 것, 어려웠던 것, 쉽게 실천할 수 있었던 것, 많은 돈이 들었던 것 등 여러 가지 상황이 떠오를 것이다.

모든 여성이 세월에 관계없이 항상 젊고 아름답게 살고 싶어 한다. 그 소망을 위해 많은 사람들이 다양한 노화 방지법을 연구해 왔고 지금도 마찬가지다. 그중에는 약리학, 생리학의 연구자인 내가 봐도 합리적이고 효과가 기대되는 방법도 있지만 터무니없는 것들도 많다.

'하루에 아몬드를 25알씩 꾸준히 먹는 것.'

이 방법은 간단하지만 효과가 상당하다. 수많은 노화 방지법들이 있지만 그중에 단연 으뜸이다. 진짜로 하루에 25알씩 먹기만 하면 된다. 식생활을 크게 바꾸거나 힘든 운동을 할 필요도 없다. 고가의 기구나 전문 지식이 필요하지도 않다. 가볍게 한 줌 정도를 꾸준히 먹기만 하면 젊음을 유지할 수 있다.

그뿐만이 아니다. 아몬드를 꾸준히 섭취하면 다이어트에도 도움이 된다. 조금씩 체중이 줄어드는 것을 경험할 수 있다. 장기간 꾸준히 섭취하면 당뇨병이나 동맥 경화 등 생활 습관에서 비롯된 질병도 예방할 수 있다.

노화 방지와 다이어트, 질병 예방의 효과까지. 이쯤 되면 아몬드를 만병통치약이라고 주장하는 것처럼 들릴지도 모르겠다. 이미 아몬드는 '기적의 견과류'라고 불릴 정도로 그 효능이 상당하다. 아몬드의 꾸준한 섭취가 건강에 도움이 된다는 사실은 여러 연구를 통해 입증되었다.

2003년 미국 식품의약국FDA,Food and Drug Administration의 발표에 따르면 하루 43그램의 견과류 섭취로 심장병의 위험을 줄일 수 있다고 한다. 실제 우리 연구실에서도 아몬드의 효능에 관한 놀라운 결과가 몇 번 있었다.

현재 나는 연구 외에도 세미나 및 매체 출연 등의 다양한 활동으로 아몬드의 효능을 알리기 위해 힘쓰고 있다. NHK 방송국의 정보 프로그램에 출연했을 때는 각지의 슈퍼마켓에서 아몬드를 구하기 힘들 정도로 불티나게 팔렸다.

하지만 안타깝게도 그런 반향은 꾸준히 이어지지 못했다. 단순히 먹기만 해도 노화 방지에 효과적인 방법은 우리 삶에 스며들지 못했다.

'가까운 미래에는 아몬드로 만들어진 획기적인 약이 발명될 수 있다'라는 말이 있을 정도로 아몬드의 힘은 강력하다. 아몬드를 섭취하면 아름답고 건강해지는 것은 물론이고 현재 많은 이들이 고통받는 질병도 미연에 방지할 수 있다.

책에 나온 아몬드의 효능과 실천법은 다양한 자료를 근거로 한다.

1장에서는 세월이 지나도 아름답고 건강하게 사는 데 조력자 역할을 하는 아몬드의 노화 방지 효능에 대해 설명할 것이다. 노화의 원인이 되는 '당화'와 '산화'를 아몬드가 어떻게 방지하는지 설명을 덧붙일 것이다.

2장에서는 미용과 건강의 가장 큰 적인 비만을 예방하는 데 아몬드가 어떻게 좋은지를 다룰 것 이다. 아몬드에 들어 있는 식이 섬유와 양질의 유지 성분은 장내 환경을 원활하게 해 체중 감량에 효과적이다. 이 사실은 나의 실험 결과를 덧붙여 설명할 것이다.

3장에서는 아몬드에 들어 있는 다양한 성분이 각종 질병 예방에 도움이 된다는 사실을 언급하려 한다. 최근 들어 세계 각지에서 아몬드의 건강 효과를 입증하는 실험들이 있었다. 그 결과들을 토대로 설명해 나갈 것이다.

4장에서는 일상에서 흔히 먹는 요리에 아몬드를 활용하는 방법을 생각해 보았다. '생아몬드를 그냥 먹으면 금방 질려 버리지 않을까'라고 걱정하는 분들도 있을 것이다. 이 장은 요리 전문가의 도움을 받아 다양한 레시피로 꾸며 아몬드를 꾸준히 섭취할 수 있도록 한다.

이전에 발표된 미국 식품의약국의 보고서를 보면 하루 43그램의 아몬드 섭취를 장려한다. 이 책은 동양인의 체격과 식생활에 맞추어 하루에 한 줌, 즉 25알의 섭취를 권한다. 아몬드는 1킬로그램에 약 1만 5천 원 내외이다. 하루에 25알씩 먹는다면 대략 25그램이다. 하루에 250원 정도밖에 들지 않는다. 이처럼 실천이 어렵지 않은 점도 아몬드 건강법의 매력이다.

시간과 장소에 구애받지 않으며, 남녀노소 누구나 꾸준한 실천이 가능한 건강한 습관을 지금부터 시작해 보지 않겠는가. 여성에게는 젊음과 건강이, 남성에게는 삶의 활력이 선물처럼 찾아들 것이다.

contents

Chapter 3 병을 고치는 아몬드

Chapter 4 아몬드를 오래오래 즐겁고 맛있게 먹는 법

더욱 맛있고, 간단하게!

Chapter 1

아몬드가
미용에 좋은
과학적 근거

아몬드 농장 사람들이 피부가 좋은 이유

2004년의 일이다. 당시 나는 학회에 참가하기 위해 미국 캘리포니아를 방문했다. 그러던 중 지인의 소개로 아몬드 농장에 들르게 되었다.

아몬드는 장미과의 식물이다. 열매가 견과류라 맛있는 것은 물론이고, 벚꽃과 유사한 아름다운 꽃도 피워낸다. 아몬드에 꽃이 피는 시기는 쌀쌀한 2월에서 3월이다.

전 세계에 유통되는 아몬드의 80퍼센트가 캘리포니아에서 생산된다. 캘리포니아에는 아몬드 꽃이 멀리까지 굽이굽이 피어 있다. 멀리서 내려다보면 옅은 분홍빛의 물결처럼 보인다. 나는 예전부터 그 풍경을 만끽하고 싶은 욕망이 있었다. 아몬드 꽃이 아름답게 피어 있는 대지는 말로 다 표현할 수 없을 정도로 아름다웠다.

🌱 반짝반짝 빛나는 아몬드 농가 사람들의 피부

특히 내가 주목한 것은 농가 사람들의 피부 광택이었다. 농장 주인에서부터 일하는 사람들까지 모두 피부 탄력과 광택이 굉장했다. 정말이지 젊어 보였다.

햇빛, 자외선을 많이 쬘 수밖에 없는 농·어업에 종사하는 사람들을 보면 대개 피부가 거칠다. 얼굴에는 깊은 주름이 교차하며 피부가 거북이 등딱지처럼 되기 마련이다. 의학 용어로는 귀갑형이라고도 한다. 사람의 피부는 강한 자외선에 지속적으로 노출되면 딱딱해져 주름이 생기기 쉽다. 이것이 심해지면 일광 각화증 등의 피부병이 생기기도 한다.

그러나 캘리포니아의 아몬드 농가 사람들은 매끈한 피부를 하고 있었다. 매일같이 강한 햇빛에 노출되었다고 보기 어려울 정도였다. 70대의 농장 주인은 50대로밖에 보이지 않았다. 그의 아들들은 50대였는데 30대로밖에 보이지 않았다. 다들 실제 나이보다 20살은 충분히 어려 보였다.

　　'피부에 가혹한 환경인데도 어쩌면 저렇게 광택이 좋을 수 있을까?'

　　의문이 생긴 나는 그들의 건강 상태에 대해서도 질문을 퍼부었다. 그 결과 그들의 건강 수치는 매우 양호했다. 콜레스테롤 수치도 정상이었다. 눈에 보이는 것 이상으로 건강 상태가 매우 좋았다. 그들에게 동안의 비법에 대해 물었더니 일제히 입을 모아 대답했다.

　　"아몬드를 먹으니까 그렇죠."

　　충분히 그럴 수 있다고 생각했다. 당시 나는 아몬드에 대한 일반적인 지식밖에 없었지만 피부에 좋은 성분이 들어 있다는 정도는 알고 있었다. 아몬드에는 노화 방지에 좋은 비타민 E, 신체 기능 조절에 빠질 수 없는 미네랄이나 올레산Oleic Acid, 식이 섬유 등이 풍부하다. 대사 작용과 장내 환경이 양호하면 피부도 자연히 좋아진다.

　　정말이지 아몬드 농가 사람들의 피부 상태는 그런 영양 성분만으로는 설명이 어려울 정도로 좋아 보였다.

한 알을
먹으면
한 살이
젊어진다?

사람의 몸 상태는 기후나 식습관, 생활 습관 등에 크게 좌우된다. 당초 나는 이렇게 생각했다.

'분명 아몬드가 몸에 좋기는 하지만, 다른 요인도 작용하지 않았을까?'

결국 그들의 생활 모습을 주의 깊게 관찰해 보기로 했다.

하지만 그들의 생활을 아무리 집요하게 관찰해도 특별함은 발견되지 않았다. 오히려 피부의 적이라 불리는 직사광선에 종일 노출되고 있었다. 그렇다고 특별히 피부 관리를 하는 것도 아니었다. 특히 남자들은 그 어떤 피부 관리도 하고 있지 않았다.

식사도 평범했다. 별도의 영양제를 섭취하지도 않았다. 휴식 시간에 수확한 아몬드를 와드득거리며 먹기가 유일한 특징이었다. 그 양은 하루에 20-30알 정도였다. 그 작은 차이로 아몬드 농가의 가족은 실제 나이보다 20-30살가량 젊게 보였다.

나는 직감했다. '하루에 20-30알의 섭취로 20-30살을 젊어 보일 수 있다', '한 알의 섭취로 한 살을 젊어 보일 수 있다'. 그 정도로 아몬드의 노화 방지력은 탁월해 보였다. 결국 나의 직감은 추후에 여러 가지 연구를 통해 확신으로 바뀌었다.

아몬드를 하루에 25알씩 꾸준히 먹으면 노화를 방지할 수 있다. 배고플 때 간식으로, 아니면 식사 전후(특히 식사 전)에 몇 알씩 섭취해 보자. 그렇게 하면 우리 몸에 식이 섬유가 충분히 공급되어 체중 감량으로도 이어질 수 있다.

서양에서는 이미 알려진 아몬드의 노화 방지 효과

연구자에게 직감은 매우 중요하다. 아몬드가 노화 방지에 효과적이라는 직감이 있었기에 가설의 설정도 가능했다. 그렇다고 모든 연구나 논문에 직감이 활용되지는 않는다. 그런 현상이 일어나는 원인에 대해 논리적으로도 검증할 필요가 있다.

귀국 후에 나는 본격적으로 아몬드에 대해 조사했다. 연구자들이 새로운 주제에 접근할 때는 먼저 현시점에서 전 세계에 발표된 연구 결과를 조사한다. 약이나 성분 이름 등의 키워드로 세계의 논문 데이

터베이스를 검색한다.

지금껏 나는 '아몬드'라는 키워드로 논문을 조사한 적이 없었다. 일본의 경우, 약의 재료나 안줏거리로는 아몬드를 잘 쓰지만 일상적으로는 잘 먹지 않는다.

논문 검색 결과가 나온 화면을 보고 나는 깜짝 놀랐다. 건강식으로는 주류가 아니었던 아몬드에 대해 서양 학자들의 논문이 줄줄이 검색되었다.

'아몬드는 당뇨를 개선하는 데 효과가 있다.'

'아몬드가 들어간 식사를 하면 콜레스테롤 강하제를 섭취한 것과 동등한 효과가 있다.'

'아몬드의 항산화 작용이 생활 습관에서 비롯된 질병을 예방한다.'

'아몬드는 결장 암세포의 발생을 억제하는 효과가 있다'

'아몬드는 심질환의 위험을 낮추고 재발의 위험을 억제한다.'

놀라운 일이었다. 아름다운 피부를 위한 노화의 억제, 체중 감량 외에도 생활 습관에서 비롯된 질병이나 암, 심장 질환에 관한 논문을 포함해 약 300건의 논문이 발견되었다. 관련 논문의 수를 보자 그런 생각이 들었다.

'10년 후에는 아몬드가 사용된 획기적인 약이 발명될 수도 있지 않을까?'

아몬드가 건강에 좋다는 것은 익히 알고 있었지만, 서양에서 이 정도로 연구되었다는 사실은 뜻밖이었다. 논문의 수는 기대치에 비례한다. 연구의 실마리는 직감, 일상의 체험, 관측 결과 등 작은 발견에서 얻기도 한다. 그 발견을 가설로 정리하고 실험을 한다. 그 과정에서 명확한 차이가 발견된다면 논문으로 발표가 가능하다. 즉, 논문의 배경에는 의심의 여지가 없는 막대한 지견이 있는 것이다.

인류의
오래된 약,
아몬드

오래된 문헌을 보면 인류는 꽤 오래전부터 아몬드의 효능을 발견했음을 알 수 있다. 그리스 신화에는 죽은 애인을 위해 바다로 흘려보낸 왕녀의 눈물에서 아몬드 나무가 자라났다는 이야기도 있다. 예로부터 아몬드는 사람들에게 익숙한 식물이었다.

아몬드의 원종은 기원전 2500년 무렵 중앙아시아, 서남아시아에서 발견된다. 로마, 그리스 시대에는 원종에 가끼운 아몬드가 재배되었기에 쓴맛이 강했다. 우리에게 익숙한 지금의 아몬드 맛은 몇 번의 품질 개량으로 진화한 결과이다.

현재 아몬드의 품종은 30종 이상으로 알려져 있다. 캘리포니아 외에도 지중해 연안의 국가에서 활발하게 재배되고 있다. 아몬드는 식물학상의 분류로는 장미과의 핵과류에 속한다. 복숭아나 매실, 살구와 같은 과라고 생각하면 된다. 과육 안에 큰 씨가 있는 식물로 볼 수 있다.

과일은 과육, 껍질, 씨로 구성된다. 아몬드는 '씨' 부분을 먹을 수 있는 흔치 않은 과일이다. 중국에서는 아몬드 대신 비슷한 향을 가진 살구를 대용하기도 했다.

예로부터 아몬드는 생약으로도 사용되었다. 1세기에 적힌 그리스의 기록물을 보면 아몬드에 정장整腸 효과가 있다고 나와 있다. 중국 명나라 때는 기침약으로도 쓰인 바 있다. 일본 에도 시대의 기록물을 보면 '가래 약'으로도 소개되었다. 당시의 난학蘭學(서양학)을 토대로 의사들 사이에서 빈번히 쓰였다고 한다.

수확 전의 아몬드

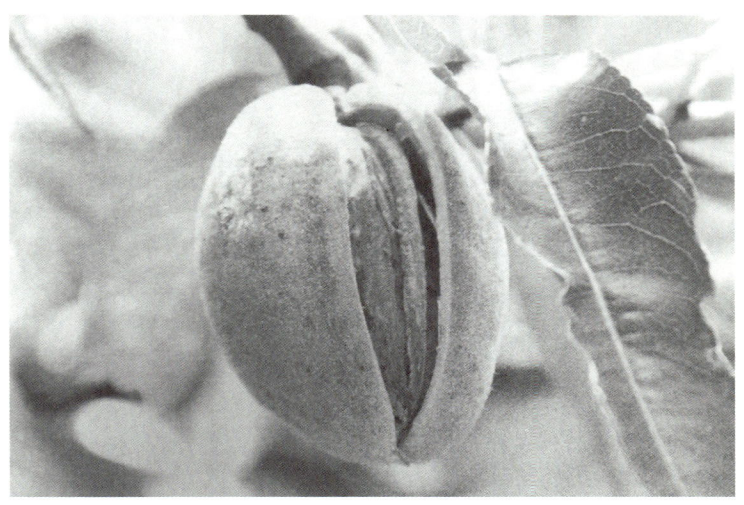

아몬드의 단면도

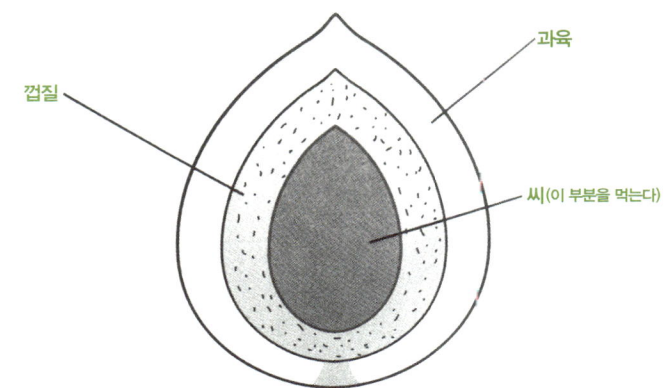

껍질

과육

씨(이 부분을 먹는다)

세포의 상처를
치유하는
아몬드

2000년 혹은 그 이전부터 애용되었던 아몬드가 최근에 새롭게 주목받는 이유는 무엇일까. 이유는 간단하다. 작은 크기 안에 상상 그 이상의 다양한 효능이 숨겨져 있기 때문이다. 그중에서도 가장 주목하고 싶은 점은 노화 방지에 관한 효과이다.

아몬드의 노화 방지력은 매우 뛰어나다. '노화 방지'를 영어로 하면 'Anti-Aging'이다. 노화를 예방한다는 의미이다. 그렇다면 노화는 무엇을 의미할까.

사람의 몸은 대략 60조 개의 세포로 이루어져 있다. 세포를 구성하는 DNA는 여러 가지 원인에 의해 꾸준히 상처받고 회복된다. 산다는 것은 전신에서 이 작용이 계속 반복됨을 뜻한다. 이런 상처 치유력은 나이가 들수록 저하된다. 하루에 수십만 번이라 알려진 DNA의 손상 속도를 더 이상 따라가지 못하게 된다.

우리 몸은 여러 가지 이유로 손상된다. 상처와 같은 큰 손상부터 여드름이나 붓기와 같은 작은 염증까지, 상처와 치유 작용이 끊임없이 일어난다. 그 외에도 요인은 다양하다. 공기에 영향을 받거나 자외선을 쬐는 등 일상생활에서도 그 요소는 얼마든지 찾을 수 있다. 나이가 드는 것, 음주, 흡연, 스트레스 등도 세포에 상처를 입히는 요인으로 볼 수 있다.

극단적으로 말하면 이렇다. 몸의 상처 횟수가 많을수록 회복 작업의 수가 많아진다. 이때 회복 작업이 늦어지면 세포의 '노화'가 발생된다. 노화를 방지하려면 일상생활에서 '당화', '산화'를 막아야 한다. 아몬드 등의 견과류를 충분히 섭취하여 세포의 회생 능력을 높이는 것이 중요하다. 몸의 회복 작업이 많아질수록 암과 같은 병의 발병 확률도 높아진다.

'이제 와서 노화를 예방하기는 너무 늦었어'라고 말하는 사람들이 있다. 인생에서 너무 늦은 때는 없다. 언제 시작해도 늦지 않다. 특히, 여성은 실제 자신의 나이를 떠나 세포 회복력으로 젊음을 유지한다면 언제까지나 건강하고 활력 있는 삶을 살 수 있다.

아몬드를 활용해 일상생활을 개선할 마음이 조금이라도 있다면 젊음이 넘치는 건강한 몸으로 평생을 살 수 있다.

무엇이
우리 몸을
늙게 하는가?

앞에서 여성의 아름다움과 젊음을 뺏어 가는 '당화'와 '산화'에 대해 언급했다. 이것들은 미용과 건강을 해치는 막강한 적이다. 다음 내용은 여성이라면 반드시 기억해 두었으면 한다. 먼저 당화 현상부터 알아보자.

당화는 체내의 당이 단백질과 엉키면서 생기는 현상이다. 당과 단백질이 엉키면 갈색으로 변하여 딱딱해진다. '탄 물질'을 떠올리면 이해가 쉽다. 이 딱딱해진 갈색 물질을 전문 용어로 최종당화산물AGEs

이라고 한다. 'Advanced Glycation End Products'의 약자로, 한번 생기면 분해하기가 매우 어렵다.

최종당화산물은 머리부터 발끝까지 신체의 각 기관에 있어 각종 노화 현상을 유발한다. 한번 정착하면 원래대로 돌아가기가 쉽지 않다는 점도 특징이다. 고기나 생선을 설탕과 함께 가열했을 때 갈색으로 변하는 원리와 비슷하다. 메일라드 반응Maillard reaction(타는 반응/갈변 반응)이 체내에 일어난다.

간장이나 된장이 갈색이 되는 원리도 이와 같다. 새하얀 쌀이나 옅은 노란색이었던 콩이 숙성하여 메일라드 반응을 일으키면 점차 진한 갈색으로 변한다. 비록 속도는 다르지만 같은 원리로 볼 수 있다.

우리 몸은 간장이나 된장처럼 긴 시간에 걸쳐 천천히 당화되어 간다. 그런데 당분을 과하게 섭취하거나 병으로 인해 혈당치가 높아지면 남아 있던 당분이 우리 몸에서 중요한 단백질과 결합해 버린다. 최종당화산물은 이미 타서 검게 눌은 음식, 즉 당화가 일어난 음식에도 들어 있다. 대부분은 소화되어 배설되지만 7퍼센트 정도는 체내에 남는다는 점도 같이 기억해 두길 바란다.

당화의 원리를 자세히 설명하면 이렇다. 식사 때 섭취된 당질이나 탄수화물은 타액 안에 있는 소화액, 아밀라아제에 가수 분해(무기 염류가 물과 작용하여 산 또는 알칼리로 분해되는 반응)된다. 그런 뒤 위를 통하여 소장에 와서는 소화 효소에 의해 포도당 등의 단당류로 분해되고 혈중으로 방출된다. 방출된 당질은 인슐린Insulin이라는 호르몬에 의해 세포의 에너지원이 된다. 이때 만들어진 여분의 당은 보통 근육에 축적된다. 축적되는 과정에서 체내 단백질과 결합되고 체온으로 숙성되어 당화가 일어난다.

체내의 단백질이 당화된다 하더라도 빠른 시간 내에 당의 농도가 낮아지면 정상 단백질로 돌아올 수 있다. 그러나 나이가 들어 분해 능력이 저하되면 탄 물질의 최종 형태인 최종당화산물이 발생한다.

이 물질은 우리 몸에 있는 조직의 탄력을 없앤다. 사람의 몸은 나이가 들수록 딱딱해지는데 최종당화산물은 그 속도를 급격하게 진행시킨다.

그뿐만이 아니다. 세포로부터 탄력도 빼앗는다. 피부로 예를 들어 보자. 젊고 건강한 피부 상태는 '뽀얗다', '탄력과 광택', '투명함', '싱그러움' 등의 단어로 표현된다. 반면 당화나 노화가 진행된 피부 상태는 '갈색', '거무튀튀한', '불투명한', '꺼칠꺼칠한'과 같은 단어들로 형용된다. 노화 그 자체라고 해도 과언이 아닌 단어들로 표현된다.

여성에게 노화는 어떻게든 피해 가고 싶은 것 중 하나이다. 매일 아몬드 한 줌, 즉 25알씩 먹으면 노화로부터 멀어질 수 있다. 아몬드는 체내에 탄 물질이 생기는 것을 예방하고 당화를 최대한으로 늦추어 몸의 세포를 건강하게 만든다.

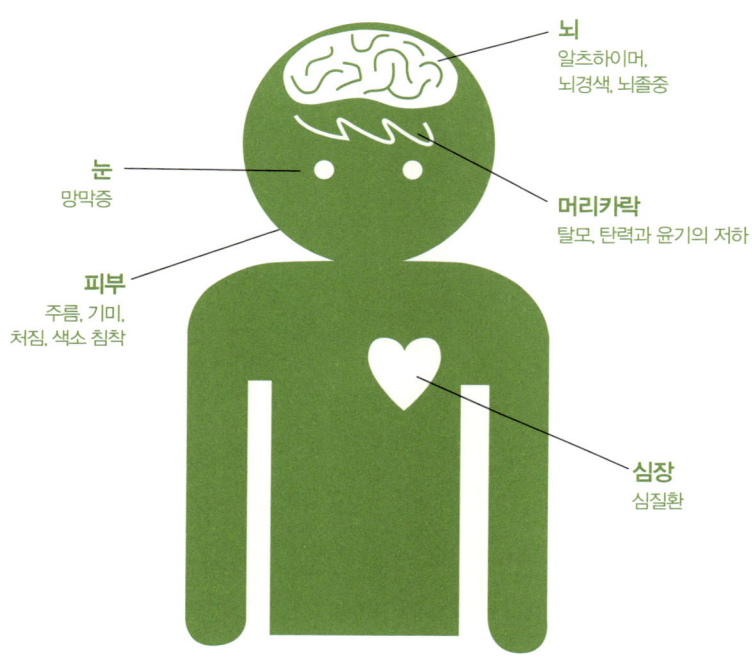

뇌
알츠하이머,
뇌경색, 뇌졸중

눈
망막증

머리카락
탈모, 탄력과 윤기의 저하

피부
주름, 기미,
처짐, 색소 침착

심장
심질환

그 외
당뇨병, 동맥 경화, 골다공증, 성기능 장애, 감염증, 신경 장애

피부 처짐, 기미,
주름 예방의
효과

여성이라면 누구나 나이 들면서 늘어 가는 기미와 주름, 처짐 현상으로 고민에 빠진다. 이런 피부 문제는 '산화'와 밀접한 연관이 있다. 산화란 특정 대상이 산소에 닿음으로 발생하는 현상이다. 철에 슬어 있는 녹으로 생각하면 이해가 쉽다. 껍질을 벗긴 사과를 그대로 두면 점점 붉은 갈색으로 변해 간다. 이런 현상도 산화 작용으로 인한 표면의 노화로 볼 수 있다.

사람의 몸은 약 60조 개의 세포로 이루어져 있다. 이 세포가 상처를 입는다면 산화나 녹이 스는 현상처럼 기미나 주름, 피부 처짐으로 이어진다. 앞서 아몬드 농가와의 만남에서도 기술한 바 있지만, 피부 노화에는 자외선의 영향이 크다. 자외선을 쐰 피부는 활성 산소가 발생하고 심각한 손상을 입기 때문에 깊은 주름이나 기미가 생기기 쉽다.

활성 산소에 대해 들어 본 독자들이 있을 것이다. 대부분은 '무엇인지 정확히는 몰라도 몸에 좋지 않은 것'으로 생각한다.

체내에 들어온 산소가 단백질과 결합되면 세포가 산화된다. 이렇게 만들어진 녹 성분은 우리 몸을 안과 밖으로 쇠퇴시킨다.

활성 산소를 아예 없애는 것은 불가능하다. 활성 산소 자체는 외부에서 들어온 균을 배제하는 데 도움이 되며 그 외에도 인체에 꼭 필요한 물질이다. 문제는 활성 산소가 과잉으로 발생했을 때이다. 그런 경우 외부의 균뿐만 아니라 몸 안의 세포에도 좋지 않게 작용할 수 있다. 활성 산소는 과도한 음주나 흡연 등의 생활 습관은 물론이고 사소한 스트레스로도 발생할 수 있다. 식생활이나 자외선으로 인해 산화가 발생하기도 한다.

비타민 E는 활성 산소에 의한 산화를 방지해 준다. 비타민 E의 항산화 작용은 매우 강력해 몸을 산화시키는 활성 산소로부터 세포를 지키는 데 탁월하다.

피부에는 멜라닌Melanin이라는 색소가 있어 그을림, 기미, 주근깨의 원인이 된다. 물론 중요한 역할도 한다. 피부를 태양광의 자외선으로

피부 단면도

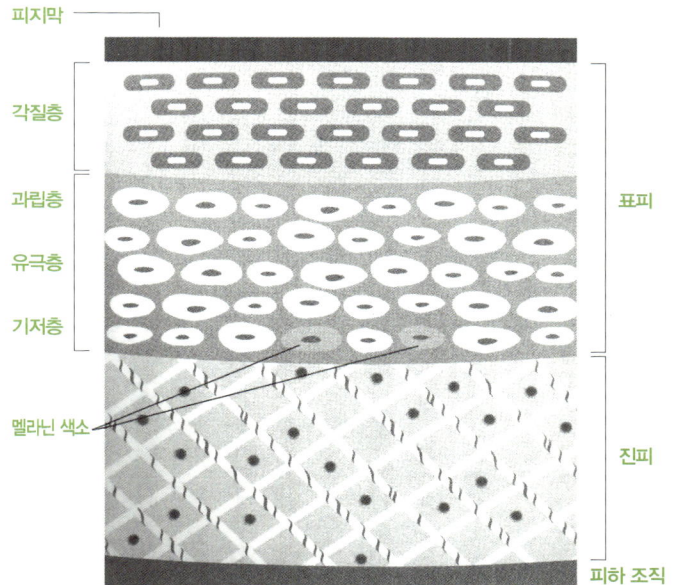

피지막

각질층

과립층

유극층

기저층

멜라닌 색소

표피

진피

피하 조직

부터 지켜 준다.

표피의 가장 밑에 있는 기저층에서 형성된 멜라닌 색소는 신진대사에 의해 밀려 올라가게 된다. 약 한 달 정도면 벗겨져 떨어진다. 아몬드에 함유된 비타민 E는 이 대사를 높여 주는 역할을 한다.

피부는 크게 표면에 해당하는 '표피'와 그 밑의 '진피'로 나뉜다. 자외선이 진피까지 닿게 되면 피부의 보습이나 탄력에도 손상이 간다. 그 상태가 지속되면 얼굴 등의 노출된 부분에 깊은 주름이 생겨 버린다. 내가 캘리포니아의 아몬드 농가 사람들을 보고 가장 크게 놀란 이유도 당연히 생겼어야 할 주름이 없었기 때문이다.

멜라닌 색소는 피부 제일 밑의 기저층에서 형성된다. 신진대사가 원활한 상태에서는 밑에서부터 새로운 세포가 밀려오기 때문에 대략 1개월 정도 지나면 멜라닌 색소 층이 표면의 각질층에 도달한다. 그러다 최종적으로 벗겨져 떨어지게 된다.

스트레스나 불규칙한 생활, 노화 등으로 신진대사가 원활하지 못하면 멜라닌 색소가 각질층까지 도달하지 못하고 침착된다. 기미나 주근깨가 발생한다.

비타민 E는 자외선으로 발생한 활성 산소를 없앤다. 자율 신경을 움직여 모세 혈관의 확장을 돕는다. 피부의 신진대사를 원활하게 하고, 멜라닌 색소가 위로 올라가는 속도를 빠르게 한다. 그 결과 얼굴의 혈색도 좋아지고 건강해 보이며 한결 화사해진다.

🐛 비타민 A, C, E는 최강의 항산화 대책이다

비타민 종류는 체내에서 만들어지지 않는다. 먹어서 보충할 수밖에 없다. 비타민 E와 녹황색 채소 등에 다량 함유된 베타카로틴Betacarotene 등의 항산화 물질을 함께 섭취한다면 활성 산소의 공격으로부터 세포를 지키는 방호벽을 만들 수 있다.

비타민 E는 비타민 A, C가 풍부한 음식과 함께 먹으면 더 큰 항산화 작용을 기대할 수 있다. 비타민 A는 동물이나 생선의 내장 외에 모로헤이야Moroheiya(동지중해산 야채), 당근, 달걀 등에 풍부하게 들어 있다. 비타민 C가 많이 함유된 파프리카나 피망, 브로콜리, 콜리플라워 등과 함께 아몬드를 섭취하면 항산화 작용은 더욱 강해진다. 더욱 더 건강한 몸을 가질 수 있다. (아몬드와 함께 먹을 때 건강 효과가 증대되는 식품은 4장에서 자세하게 다룰 것이다.)

노화의 원인이 되는 산화 물질은 금속의 녹과 같아서 빠른 시간 내에 없애는 것이 가장 좋다. 될 수 있으면 증상이 눈에 띄지 않을 때, 이미 눈에 띈 경우에는 되도록 빠르게 제거해야 한다. 일상생활에서 몸을 산화시키지 않도록 각별한 노력이 필요하다.

몸을 산화시키지 않기 위해서는 항산화 작용이 뛰어난 식품을 섭취해야 한다. 보조제를 통해 섭취해도 되지만 합성 비타민에는 비타민만 배합되어 있다. 천연 식품에는 비타민뿐 아니라 영양의 효과적인 흡수를 도와주는 미네랄이 함께 들어 있다. 특히 아몬드에는 미네랄 종류도 풍부하지만 식품 중 단연 으뜸이라고 꼽을 정도로 비타민 E가 풍부하다. 천연 항산화 보조제 역할을 한다고 할 수 있다.

하루 25알의 아몬드와 녹황색 야채를 섭취해 보자. 몸의 산화를 억제시켜 탄력 있고 투명한 피부를 영원히 갖게 된다. 값비싼 보조제 나 화장품을 사용하지 않아도 아몬드로 맛있고 간단하게 노화를 방지할 수 있다.

젊음의 묘약,
비타민 E

아몬드에는 비타민 E가 많이 들어
있다. 그렇다면 우리 몸을 젊게 유지해 주는 성분의 구체적인 움직임
에 대해 알아보자.

앞서 말한 바와 같이 강력한 항산화 작용을 하는 비타민 E는 '아름
다운 피부를 위한 비타민'이라고도 알려져 있다. 혈류의 촉진 작용 등
젊음을 유지하는 데 필요한 여러 작용을 한다.

다음은 비타민 E의 구체적인 효능이다.

① 냉증, 어깨 뭉침, 두통 해소 및 경감

비타민 E는 자율 신경을 움직여 모세 혈관의 확장을 촉진시킨다. 특히 신체 말단 부위에 피가 잘 통하지 않는 사람에게 효과적이다. 혈류를 촉진시켜 냉증, 어깨 뭉침, 두통 등 혈류 부족으로 인한 증상을 경감시키거나 해소한다.

② 빈혈 예방

빈혈에는 몇 가지 종류가 있는데 그중에도 용혈성 빈혈이라는 증상이 있다. 세포는 체내의 활성 산소와 엉켜 산화되면 못 쓰게 되어 버린다. 적혈구도 마찬가지이다. 산화에 의해 엉겨 붙어 못 쓰게 되면 적혈구 수 자체가 줄어 용혈성 빈혈이 생긴다. 항산화 작용이 있는 비타민 E는 활성 산소로부터 적혈구를 지키는 역할을 한다.

③ 동맥 경화 예방

콜레스테롤은 많은 사람들에게 천덕꾸러기로 여겨지지만, 실은 사람에게 꼭 필요한 성분이다. 세포막을 보호하고 강화하는 성분으로 뇌나 척수, 간 등을 보호하는 중요한 역할을 한다. 그렇다면 왜 천덕꾸러기 취급을 받는 것일까. 문제는 콜레스테롤이 과다해졌을 때이다. 콜레스테롤이 과다해지면 체내의 활성 산소와 반응해 저밀도 지단백LDL, Low Density Lipoprotein 콜레스테롤로 변하여 혈관을 손상시킨다.

산화된 콜레스테롤이 너무 많아지면 처리를 위해 백혈구가 혈관의 내벽에 머물게 되고 이로 인해 혈류가 나빠진다. 비타민 E는 콜레스테롤의 산화를 막는 데 효과적이다. 산화된 악성 콜레스테롤을 감소시키며 동맥 경화를 예방하는 효과까지 기대할 수 있다.

④ 생식 기능의 유지, 개선

비타민 E는 뇌의 혈류를 좋아지게 한다. 혈류가 좋아지면 호르몬 분비나 자율 신경의 중추를 맡는 시상 하부의 움직임이 활발해지고 생식 기능도 개선된다. 특히 비타민 E는 부신이나 난소 등에도 들어 있어 인체의 호르몬 대사와도 직접적인 관련이 있다. 여성 호르몬의 감소는 갱년기 장애를 일으키는데 비타민 E가 여성 호르몬의 분비를 도와주는 역할도 한다.

비타민 E를
섭취하는
가장 손쉬운
방법

아몬드 100그램당 함유된 비타민 E
는 31밀리그램이다. 식품군 중에서는 단연 최고 수준의 양이다. 이렇
게 말하면 간혹 다음과 같이 반문하시는 분도 있다.

"비타민 E가 더 많이 함유된 식품도 있는데요?"

비타민 E의 함유량이 높은 다른 식품은 아몬드만큼 쉽게 섭취하
기가 힘들다. 예를 들면 더운 물에 우린 엽차에는 비타민 E의 함유량
이 아몬드의 약 2배 정도 된다. 그렇지만 일반적으로 차는 끓여서 마

비타민 E가 많이 들어 있는 식품(100g당 단위는mg)

※비타민 E의 주성분인 알파 토코페롤Alpha-Tocopherol의 숫자를 추출

전차의 잎 ··· 64.9

아몬드 ··· 31

고추 ·· 29.8

말차(가루) ·· 28.1

유채씨 기름 ··· 15.2

마가린 ··· 15.1

마요네즈 ·· 14.7

아귀의 간 ··· 13.8

샐러드유 ·· 12.8

연어알 젓 ··· 10.6

숭어알 ··· 9.7

연어알 절임 ·· 9.1

은어(양식/구이) ·· 8.2

정어리(기름 절임) ·· 8.2

대구알(구이) ··· 8.1

올리브 오일 ·· 7.4

기름이나 찻잎에 많이 함유된 비타민 E. 노화 방지에 필수인 비타민 E는 아몬드를 통해 쉽게 섭취할 수 있다.

시지 아몬드처럼 그대로 먹지 않는다. 그렇기 때문에 식품 성분표에 적혀 있는 비타민 E의 양 그대로를 섭취하기가 어렵다.

고추도 마찬가지다. 아몬드와 거의 비슷한 양의 비타민 E가 들어 있지만 아몬드와 같은 양을 섭취하려면 너무 매울 것이다.

아몬드의
지방분에 대한
오해

'견과류는 지방분이 많아 칼로리가 높으니 분명 살이 찔 거야.'

이렇게 생각하고 아몬드를 멀리하는 여성을 가끔 본다. 세미나와 같은 모임에서 아몬드의 효능에 대해 강연할 때가 있는데 처음에는 반신반의하는 사람들이 많다. 분명 아몬드의 풍부한 기름 성분은 노화 방지와 다이어트에 도움이 된다.

비타민 E에는 기름에 녹기 쉬운 성질이 있다. 차나 고추 같은 식품에는 지방분이 없어 섭취를 해도 몸에는 흡수되기 어렵다. 반면 아몬드에는 양질의 지방분이 들어 있다. 아몬드를 먹는다면 비타민 E는 물론이고 그것의 흡수를 도와주는 기름까지 섭취하게 된다. 아몬드는 영양 성분을 체내에 흡수하기 위한 장치까지 포함하고 있는 이른바 천연 기능성 식품이다.

비타민 E는 그 외에도 아귀의 간이나 연어, 대구 등의 생선 알에 풍부하게 들어 있다. 이런 것들에도 불포화 지방산이 들어 있어 비타민 E의 섭취가 가능하다. 다만, 비타민 E의 함유량은 아몬드의 반 알에서 4분의 1 정도밖에 되지 않는다.

거기다 대부분의 생선 알은 생으로 먹지 않고 소금에 절여 먹기 때문에 염분을 과다 섭취할 우려가 있다. 비타민 E를 섭취하는 데 있어 아몬드 이상으로 좋은 식품은 없다.

아몬드에 풍부한
올레산의
노화 방지
효과

아몬드를 반년 동안 꾸준히 섭취하는 실험이 있었다. 다양한 반응들이 있었지만 아몬드를 먹기 시작한 뒤로 피부가 좋아졌다는 징후는 특히 여성들에게 빈번하게 나타났다. 실제로 그들을 보았을 때 실험 전보다 훨씬 좋아진 피부에 몇 번이나 깜짝 놀라기도 했다. 이런 피부 상태의 변화는 아몬드에 포함된 양질의 지방분과 관계가 있다.

지금까지는 아몬드에 풍부한 비타민 E에 대해 설명했다. 사실 노

화 방지의 큰 적이라 불리는 최종당화산물에 효과가 있는 것은 비타
민 E만이 아니다. 아몬드에 함유된 올레산도 최종당화산물을 물리치
는 중요한 성분 중 하나이다. 아몬드에 함유된 지방질의 70퍼센트는
올레산이라 불리는 불포화 지방산이다.

지방산은 크게 포화 지방산과 불포화 지방산으로 나눌 수 있다. 포
화 지방산은 버터나 라드Lard(돼지기름) 등의 동물성 지방에 많다. 상온
에서는 고체 형태로 존재하며 에너지원이나 몸을 구성하는 원료가
된다. 체내에서 굳기 쉬운 성질 때문에 중성 지방이나 콜레스테롤을
증가시키기도 한다.

불포화 지방산은 식물이나 어류 등에 많이 들어 있으며 상온에서
도 액체의 형태로 존재한다. 특히 올레산과 같은 일가 불포화 지방
산은 산화되기 어려워 동맥 경화 예방에 도움이 되는 고밀도 지단백
HDL, High Density Lipoprotein 콜레스테롤에는 작용하지 않는다. 오히려 동맥
경화를 유발하는 저밀도 지단백 콜레스테롤을 줄이는 작용을 한다.

최종당화산물은 혈중의 포도당, 즉 혈당치가 올라간 상태에서 생
성된다. 혈중에 늘어난 당분이 단백질과 결합한 결과 분해 속도가 늦
어지면 최종당화산물도 늘어난다. 혈중의 단백질을 최종당화산물이
되지 않게 하려면 혈당치를 낮게 유지해야 한다.

올레산은 혈당치의 상승을 완곡하게 한다. 아몬드에 함유된 올레
산으로 혈당치의 상승폭이 완곡해지면 단백질을 당화하지 않아도 된

최종당화산물/알부민(μg/mg)

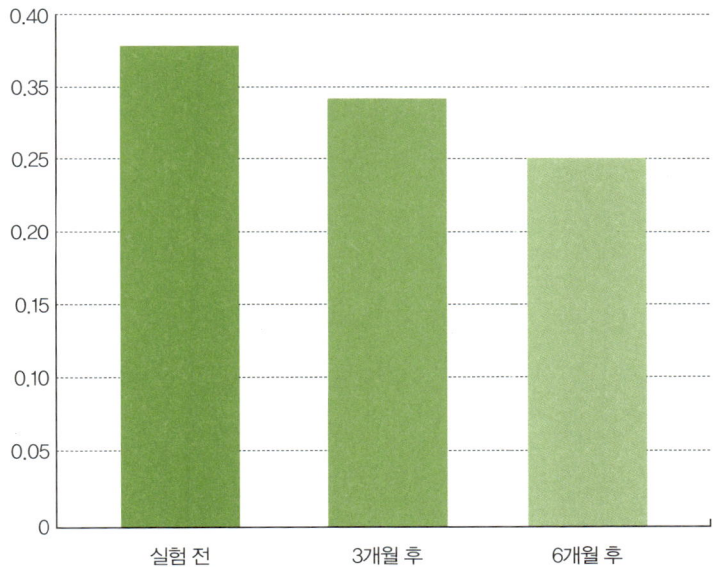

생활 습관의 변화 없이 아몬드를 하루에 25그램씩 6개월 동안 꾸준히 섭취한 것만으로도 최종당화산물이 20퍼센트 이상 감소했다.

다. 당화된 단백질이 최종당화산물로 되기 전에 와해되는 여유가 몸에 생긴다.

이런 결과는 우리가 한 실험에서도 확인되었다. 하루에 아몬드를 25그램씩 꾸준히 먹되 그 외의 생활 습관은 그대로 두는 실험을 반년에 걸쳐 진행했다. 그 결과 참가자의 최종당화산물 비중이 대폭 감소하였다. 당초 32명의 참가자가 실험에 참가했다. 그중 19명이 반년 동안 꾸준히 참가했는데 그들의 평균치를 보면 3개월 후에는 약10퍼센트, 반년 뒤에는 20퍼센트 이상의 수치가 줄어들었다.

이런 결과는 올레산과 비타민 E의 효능 외에도 아몬드에 포함된 여러 미네랄이나 영양소가 좋은 영향을 끼쳤다고 볼 수 있다. 만약 그렇지 않다 하더라도 아몬드의 꾸준한 섭취가 노화 방지의 최대 적인 최종당화산물을 감소시켰음은 명확히 증명되었다.

지방이라고
다 같은 지방이
아니다

일상에서 올레산의 섭취가 용이한 점도 아몬드의 특징 중 하나이다. 식품 성분표를 봤을 때 올레산이 풍부한 식품으로는 식용 기름이나 라드, 쇠기름 등이다. 대부분은 유지류에 속한다. 이런 식용 기름은 대량으로 섭취하기가 매우 어렵고 가공하지 않으면 먹을 수 없다. 건강을 생각한다면 더욱 섭취가 어렵다.

충분한 양의 올레산이 포함된 데다 일정량 이상의 섭취가 가능한 식품으로는 개암, 마카다미아, 피칸, 아몬드와 같은 견과류 정도이다.

올레산이 많이 함유된 식품(100g당 단위는mg)

해바라기유(올레산이 높은 것)	80,000
올리브유	73,000
유채씨유	58,000
개암	54,000
마카다미아	42,000
우지(소의 지방)	41,000
라드	40,000
돼지 갈비(비계/생것)	39,000
쌀겨유	39,000
피칸	37,000
참기름	37,000
소(어깨 부위 구이)	36,000
아몬드	35,000
마요네즈(노른, 흰자위 모두 사용)	35,000
마요네즈(노른자위만 사용)	35,000
라유(고추기름)	35,000

올레산이 많이 함유된 식품은 기름이나 고기, 견과류 등이다. 이런 지방질을 건강하게 먹기 위해서는 아몬드를 포함한 견과류가 최고로 적합하다.

견과류는 초콜릿과 같은 가공식품에 잘 사용되는데 그중에서도 아몬드는 가장 일반적으로 쓰이는 것 중 하나이다.

지방분은 피부에서 빼놓을 수 없는 중요한 영양분이다. 피부를 탄력 있고 매끈하게 만들기 위해서는 지방도 적당히 섭취해 주어야 한다. 지방질을 섭취하지 않는다면 피부는 윤기를 잃고 거칠어진다.

탄력 있고 매끈한 피부를 위해서는 양질의 유지분으로 보습을 해주어야 한다. 아몬드로는 양질의 지방을 섭취할 수 있을 뿐 아니라 나쁜 기름의 섭취량도 자연스럽게 줄일 수 있다.

아몬드에 함유된
아르기닌의
다양한 효능

아몬드 연구를 시작한지도 벌써 8년이나 됐다. 처음에는 '일본인 중에 아몬드를 습관처럼 먹는 사람은 거의 없을 거야'라고 생각했다. 그 정도로 아몬드는 비주류로 인식된 식품이었다. 연구를 꾸준히 하면서부터는 몇십 년 전부터 매일 아몬드를 먹고 있다는 분들도 가끔 만났다.

그분들을 보면 실제 연령보다 10-20살 정도 젊어 보이는 외모 때문에 깜짝 놀란다. 그들의 피부에 윤기가 넘쳐흐르는 데는 비타민 E

와 올레산과 더불어 아몬드에 풍부한 비필수 아미노산인 아르기닌 Arginine도 관계가 있다.

비필수 아미노산이란 별도로 섭취하지 않아도 체내에서 합성이 가능한 아미노산을 말한다. 다만, 체내에서 만들어지는 양만으로는 부족하기 때문에 외부에서 보충해 줄 필요가 있다.

비필수 아미노산인 아르기닌은 당화로부터 피부를 지키는 성질도 있지만 당과 결합하기도 쉽다. 체내에 포도당이 넘쳐도 아몬드에 함유된 아르기닌이 당과 결합하기에 단백질을 당화시키지 않아도 된다.

또한 아르기닌은 성장 호르몬의 분비를 촉진한다. 성장 호르몬은 글자 그대로 몸의 성장을 촉진하기 위해 성장기에 가장 많이 분비된다. 성장 호르몬이 다량으로 분비되면 신진대사가 높아져 피부 조직이 활성화된다. 보습력도 올라가고 피부 결도 좋아진다. 피부를 싱그럽게 유지하는 데 일조한다.

아르기닌은 견과류 외에 대두로 만들어진 식품이나 가다랑어포 등에 풍부하다. 다만, 원활한 섭취를 위해서는 물에 불려야 하는 경우가 많다. 그런 점에서 아몬드가 가장 손쉽게 섭취할 수 있는 식품이라고 할 수 있다.

① 활성 산소의 제거

아르기닌에는 다양한 효과가 있다. 그중에서 대표적인 것이 일산

아르기닌이 많이 들어 있는 식품(100g당 단위는mg)

젤라틴 ·· 7,900

유바湯葉(말린 것)* ·· 4,400

가다랑어포 ·· 4,300

얼린 두부 ·· 4,100

카세인Casein** ··· 3,300

땅콩(말린 것) ··· 3,200

콩가루 ·· 2,800

깨(말린 것) ··· 2,700

밀 배아 ··· 2,700

대두(도정되지 않은 것/건조한 것) ···························· 2,700

잣(볶은 것) ··· 2,500

잠두콩(도정되지 않은 것/건조한 것) ························· 2,400

치어 말림(반 건조) ·· 2,400

캐슈넛 ·· 2,300

호두(볶은 것) ··· 2,200

아몬드 ·· 2,100

*두유에 콩가루를 섞고 끓여서 그 표면에 엉긴 얇은 껍질을 걷어 말린 식품

** 인단백질 중 하나, 포유류의 젖에 함유된 단백질의 80퍼센트를 차지

아르기닌에는 다양한 효능이 있다. 여러 번 손이 가는 건조식품이나 가루 종류에 많이 들어 있지만, 아몬드라면 쉽게 섭취할 수 있다.

화질소의 작용으로 기대되는 효과이다. 아르기닌은 인체에 들어와 일산화질소를 생성한다. 일산화질소는 인체에서 매우 중요한 성분이다. 활성 산소를 제거하는 역할을 하기 때문에 '항산화 물질'이라고 할 수 있다.

② 치매 개선, 기억력 향상

아르기닌은 뇌혈관성 치매의 발증이나 진행을 막아 주는 효과가 있다. 동맥 경화나 고혈압 예방 등의 효과도 기대할 수 있다. 또한 일산화질소 작용은 학습 능력이나 기억력을 향상시키고 유지하는 역할도 한다.

③ 뼈 강도의 개선

아르기닌의 일산화질소 작용은 성장 호르몬의 분비를 촉진시켜 골격을 튼튼하게 한다. 골다공증의 개선뿐 아니라 골절이나 골감소증의 예방에도 도움이 된다.

여성의 노화 방지 효과 외에도, 남성에게는 다음과 같은 효용이 있다.

④ 발기 부전의 개선

일산화질소에 의한 혈류의 향상으로 발기 부전의 개선 효과도 기대할 수 있다. 아르기닌은 성장 호르몬의 분비에 도움이 되는 성분으로 실제 정력제에도 쓰이고 있다. 자양 강장 작용의 효과가 있다.

⑤ 정자의 수를 증가시킨다

아르기닌은 남성의 성기능과 밀접하다. 그중에서도 정자와 관계가 깊다. 아르기닌은 정자의 수나 생성 작용, 운동성을 향상시키는 기능이 있다. 발기 부전의 개선에도 효과적이기 때문에 적극 섭취하는 편이 좋다.

부부가 함께 꾸준히 먹는 습관을 들인다면 늘 젊고 건강하게 살 수 있다. 비록 크기는 작지만 아몬드에는 부부 사이를 가깝게 해줄 좋은 영양소가 듬뿍 들어 있다.

우리 몸의 청소기, 아몬드

당신은 혹시 다음과 같은 말을 들어 본 적이 있는가?

'프랑스인은 동물성 지방을 많이 섭취하는데도 동맥 경화나 심근 경색에 걸리는 사람이 적다. 그 이유는 레드 와인을 많이 마시기 때문이다.'

레드 와인에 들어 있는 폴리페놀Polyphenol 은 항산화나 호르몬의 촉진을 도와 심질환의 위험을 낮춘다. 이것을 '프렌치 패러독스French Paradox'

라고 하는데, 식습관과 건강의 관계를 나타내는 좋은 예로 일컬어진다.

최근에는 커피에도 레드 와인에 필적할 만한 양의 폴리페놀이 들어 있다는 논문이 발표되었다. 알코올이 들어 있지 않은 만큼 건강 효과도 높다고 한다.

아몬드에는 폴리페놀의 한 종류인 플라보노이드Flavonoid가 풍부하다. 하루 권장량인 25알이면 플라보노이드가 풍부한 브로콜리나 차와 비교해도 결코 부족하지 않다. 올레산, 미네랄과 함께 강력한 '항산화 라인'을 형성해 아름다운 피부를 연출할 수 있다.

그뿐만이 아니다. 동물의 간에 풍부한 비오틴Biotin도 풍부하다. 그 양은 소의 간에 버금갈 정도로 풍부하다. 원래 비오틴은 피부염의 예방 인자로 발견된 성분이다. 지금도 아토피성 피부염 치료 등에 사용되고 있다. 비오틴이 부족하면 단백질의 합성을 유발하고 면역 기능이 저하된다. 소아의 아토피성 피부염을 비오틴의 생성과 흡수 능력이 낮아서라고 하는 의견도 있다.

먼지나 벼룩 등의 알레르기원이 체내에 들어가면 히스타민Histamine이라는 화학 물질이 방출되어 피부에 염증을 유발한다. 그래서 피부염에 걸리면 '항히스타민제'라는 약을 처방한다. 비오틴은 체내에 있는 천연 항히스타민제와 같다. 히스타민의 기본이 되는 물질을 체외로 방출시키는 역할을 한다.

게다가 아몬드는 몸의 대사와 생리 작용에 필수인 미네랄 종류의

아몬드에 들어 있는 풍부한 미네랄

칼슘 – 뼈나 이를 만드는 작용을 한다.

철분 – 적혈구에 함유된 헤모글로빈의 성분이 된다.

칼륨 – 염분 배출을 촉진하여 혈압을 낮춘다.

마그네슘 – 효소의 움직임을 도와 체온과 혈압을 조정한다.

인 – 뼈를 만들어 당질의 대사를 높힌다.

아연 – 발육을 촉진하여 상처의 회복을 빠르게 한다.

동 – 헤모글로빈을 만들고 각종 효소의 성분이 된다.

균형을 맞춰 준다. 여성에게 부족하기 쉬운 칼슘이나 철분도 풍부하다. 그 외에도 칼륨, 마그네슘, 인, 아연, 동과 같은 미네랄 종류도 골고루 들어 있다.

특히 주목할 점은 식품에서 섭취하기 어려운 마그네슘 성분이 풍부하다는 사실이다. 마그네슘은 피부의 신진대사에 꼭 필요한 성분이다. 피부의 신진대사가 떨어지면 각질층이 굳어지고 피지를 분비하는 기능까지 저하된다. 그렇게 되면 피부에 윤기가 없어진다. 또한 각질층이 얇아지면 피부의 수분이 증발해 피부가 심각하게 건조해진다. 아름다운 피부를 위해서는 마그네슘은 물론이고 각종 미네랄의 균형을 맞춰 주어야 한다.

이쯤 되면 아몬드는 기적의 견과류라고 해도 과언이 아니다. 아몬드에 들어 있는 성분들은 대부분 몸에도 좋고 균형까지 고루 갖추었다. 아몬드 섭취는 자신도 모르게 온몸 구석구석을 깨끗하게 청소하는 행위라고 할 수 있다.

노화 방지, 체중 감량,
성인병 예방까지
한 방에 해결!

많은 여성이 변비로 고민한다. 이 책을 읽고 있는 독자 분들도 변비로 고생했던 적이 한 번은 있었으리라 생각된다. 혹시 다음의 말을 들어 본 적이 있는가?

'식이 섬유가 부족하면 장내 환경이 나빠져 뾰루지가 나거나 피부가 거칠어지는 등 피부 트러블이 생긴다.'

실제 장내 환경의 악화로 변비가 생겨 피부 상태가 현저하게 나빠진 사람들도 많다. 변비로 인해 노폐물의 배출이 정체되고 신진대사가 나빠져 피부 트러블이 생긴다는 논리인데 실제로도 흔하다.

아몬드에는 식물 섬유가 풍부하다. 식물 섬유는 '제6의 영양소'라고 불릴 정도로 중요한 영양소이다. 체중 감량에 도움을 주고 각종 성인병을 예방하는 등 건강한 식생활과 몸을 만드는 데 효과적이다.

🐝 식물 섬유 섭취가 줄어드는 현대인의 식습관

일본의 후생노동성이 발표한 일본인의 영양소 섭취 기준을 참조하면 식물 섬유의 1일 섭취량은 성인 남성의 경우 19그램 이상, 여성은 17그램 이상이다. 〈국민건강영양조사〉의 결과를 보면 사람들의 식물 섬유 부족 실정이 잘 나타나 있다.

전 연령대에 걸쳐 남녀의 식물 섬유 섭취가 부족하다. 조사가 시작된 1947년에는 평균적으로 27그램을 섭취했지만, 2010년의 경우 14그램의 전후에 불과하다.

현재는 식생활은 풍부해졌지만 식물 섬유 섭취량으로 보면 제2차 세계 대전 직후의 절반 정도밖에 되지 않는다.

그렇게 된 데는 식생활의 변화가 가장 큰 요인이다. 과거에는 주로 곡물에서 식물 섬유의 섭취가 이루어졌다.

요즘은 식생활의 변화로 고기나 유제품의 섭취가 증가돼 식물 섬유의 섭취량이 줄었다.

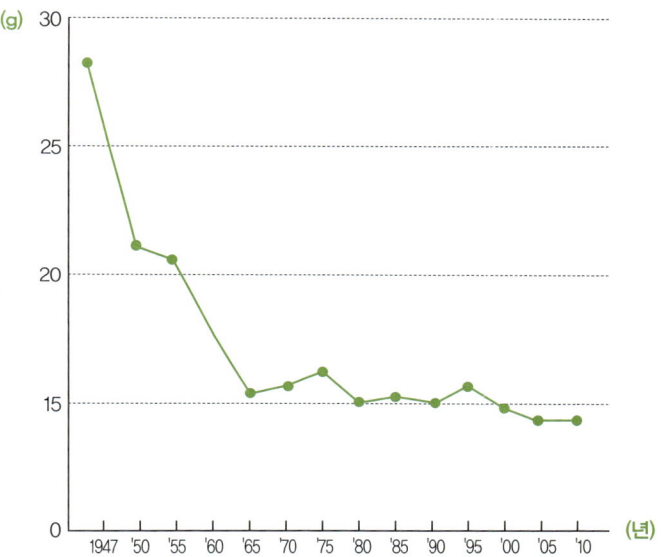

일본인이 하루 동안 섭취하는 식물 섬유량의 추이이다. 조사를 시작한 1940년대와 비고하면 현재의 식물 섬유 섭취량은 절반 정도밖에 되지 않는다.

연대별, 성별로 본 식물 섬유의 섭취량

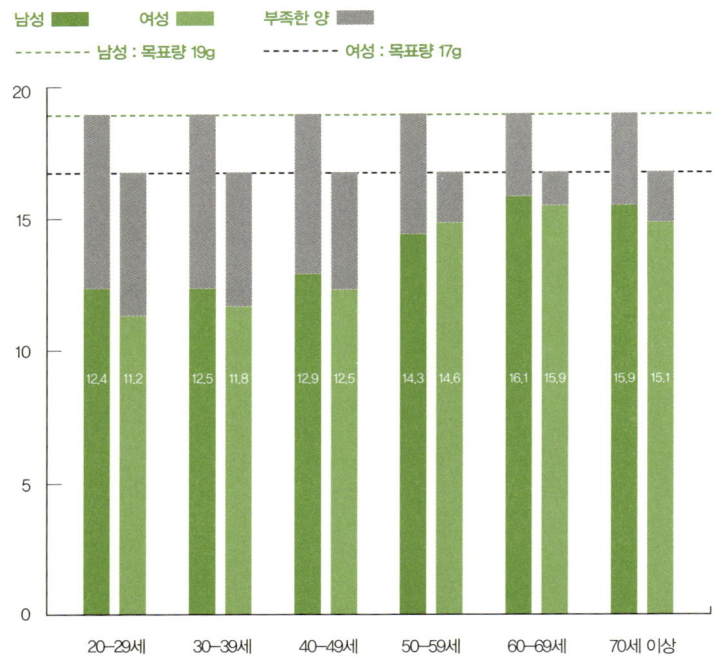

모든 연령대에서 목표 달성이 이루어지지 않고 있다. 젊은 세대일수록 식물 섬유의 섭취량이 줄어들고 있다.
(후생노동성 〈국민건강영양조사〉 발췌)

잡곡이나 현미가 아닌 정미된 흰쌀을 먹게 된 것도 원인으로 볼 수 있다. 요즘은 스파게티나 카레 등이 일상적인 음식이 되었다. 무형 문화유산으로 등록된 일본 전통 요리를 섭취하는 비율도 상대적으로 낮아지고 있다.

이미 몸에 밴 식생활을 갑자기 바꾸기는 어렵다. 식생활은 큰 병에 걸리지 않는 한 거의 변하지 않는다. 이때 아몬드와 같은 보조식의 역할이 빛을 발한다.

아몬드에 함유된 식물 섬유는 100그램을 기준으로 약 12그램 정도이다. 한 줌에 달하는 25그램으로 식물 섬유 3그램을 추가로 섭취할 수 있게 된다.

식물 섬유는 의식하고 먹지 않으면 거의 섭취가 불가능한 성분이다. 일반 가정에서 식물 섬유가 풍부한 해조, 콩류, 버섯, 견과류를 다량으로 먹기는 어려움이 꽤 많다.

뒤에 이어지는 자료에서 알 수 있듯 식물 섬유 함유량의 상위 20위까지는 가공해서 먹어야 하는 말린 해조류나 차 종류가 대부분이다. 물에 불린 해조류는 그 무게로 보면 10배 이상인 것도 있다.

일반적으로 달인 엽차를 마셔서 식물 섬유를 섭취하기는 불가능하다. 식물 섬유가 풍부한 음식은 대부분 물에 불려야 하거나 대량으로 먹기 힘든 건조식품이다.

아몬드는 성분표로 보면 위에서부터 88위이다. 고만고만한 정도

식물 섬유가 많이 함유된 식품 1~20위

*홍조식물, 한천의 원료로 쓰인다.

아몬드에 함유된 식물 섬유는 100그램당 12그램이다. 위의 식품에 비교한다면 적은 양이지만 섭취의 용이함으로 보면 최상위 식품에 속한다.

의 양이지만 물에 불릴 필요가 없다. 손이 많이 가지 않으며 성분표에
나온 양 그대로를 섭취할 수 있다. 아몬드는 식물 섬유의 섭취가 쉽다
는 점에서도 뛰어난 식품이다.

Chapter 2

아몬드를
먹으면
왜
살이 빠질까?

정말
아몬드를
먹기만 하면
살이 빠질까?

　　　　　　　　　　　'아몬드를 꾸준히 먹으면 서서히
체중이 줄어든다'는 사실은 전 세계 연구자들의 보고로 명확해졌다.
비교적 높은 칼로리의 아몬드가 체중 감량에 어떤 도움이 되는 것일까.

　이 장에서는 아몬드로 다이어트가 가능한 원리를 순서대로 해설
해 나갈 예정이다. 그전에 먼저 최근에 진행한 실험 결과를 보고하
려 한다.

　실험의 규칙은 간단했다. '매일 25알의 아몬드 먹기. 단, 그 외의 다

른 생활 습관은 가급적 그대로 유지하기'였다. 처음에는 32명이 참가했지만 6개월 동안 꾸준히 실험에 참가해 준 사람은 19명이었다. 실험 시작 전, 참가자들의 평균 체중은 69.7킬로그램이었다. 그리고 실험을 시작한 지 6개월 만에 평균 3.4킬로그램의 감량 결과를 얻었다. 아몬드 먹기 외에 다른 생활 습관은 그대로였음에도 말이다.

과거의 실험에서도 마찬가지였다. 처음 한 달 동안은 아몬드를 먹어도 체중이 변하지 않는다. 오히려 체중이 느는 과정을 경험한다. 그러다 3개월이 지나면 서서히 체중이 줄어든다. 이번 실험에서도 그랬다.

평균 체중으로만 본다면 처음 실험을 할 때는 69.1킬로그램이었지만 3개월 후에는 68.4킬로그램이 되었다. 0.7킬로그램밖에 빠지지 않았다.

그러나 그 이후에도 계속 참가한 사람들은 3개월 만에 2.7킬로그램이 빠졌다. 이유는 명확하게 밝혀지지 않았지만 일정량의 아몬드를 꾸준히 섭취하면 3개월 뒤부터 체중이 눈에 띄게 줄어든다는 점은 사실이다.

덧붙이면 이번 실험의 참가자는 체질량 지수BMI, Body Mass Index가 24~28정도의 사람들이었다. 비만도로 말하면 표준에서 경도 비만 사이에 있는 사람들이었다.

산출 공식은 몸무게를 키의 제곱으로 나누면 된다. 일본에서는 체질량 지수가 25 이상인 경우 비만이라고 본다. 체질량 지수가 30 이

체중(kg)

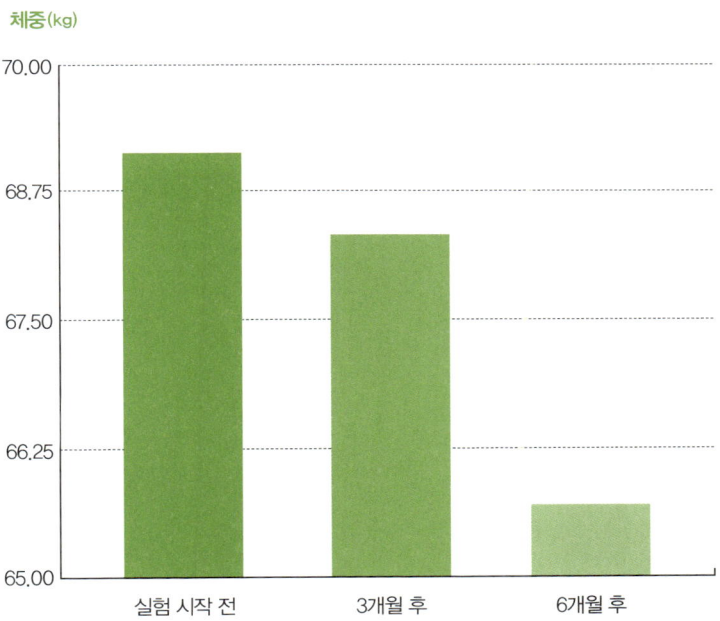

아몬드를 먹기 시작하고 3개월까지는 그다지 큰 변화가 보이지 않지만, 그 이후부터 서서히 체중이 줄어듦을 알 수 있다.

상인 피실험자들을 대상으로 한 미국의 실험 결과를 보면 우리의 실험 결과보다 더욱 확연한 감량 효과가 있었다.

아몬드로
다이어트가
가능한 이유

비만이 위험한 이유는 다양하다. 단순히 옷의 선택이 자유롭지 못하다는 정도는 아직 양호하다. 비만은 여러 질병을 동반하는 위험성도 가지고 있다.

비만은 여성의 아름다움, 젊음을 빼앗는 가장 큰 요인 중 하나이다. 살이 찐 사람도 그 사실에 대해서는 잘 알 것이다. 다만, 살을 빼기가 쉽지 않아 고민이 깊어질 뿐이다. 다이어트나 체중 관리의 기본은 '칼로리 계산'에 있다. 세상에 알려진 건강한 다이어트 방법들은 칼로리의 총 섭취량을 무시하고는 말할 수가 없다.

극단적인 예를 들어 보자. 소고기 덮밥을 특 곱빼기로 매일 세끼를 먹었던 사람은 작은 그릇으로 바꾸어 먹기만 해도 날씬해질 것이다.

'먹지 않으면 살이 빠진다'라는 말은 당연하다. 그렇지만 지금껏 유지해 온 식습관을 바꾸기에는 현실적으로 어려움이 많다. '먹고도 싶고 살도 빼고 싶다'라는 인간의 모순된 욕망이 전 세계적으로 무수한 다이어트 방법을 고안해 내고 있다.

체중 감량을 위해 가장 좋은 방법은 '먹지 않는 것'이다. 그렇다고 단순하게만 생각할 수 있는 문제는 아니다. 먹지 않는 상태가 계속되면 근육량이 떨어져 몸이 '기아 상태'가 되기 십상이다. 몸에 수분이 저장되지 않아 '갈수 상태'가 되기 쉽다. 기초 대사가 떨어져 섭취 열량을 보존하려고만 하는 체질이 된다. 살도 빼기 힘들어지고 요요 현상도 오기 쉬운 몸이 되어 버린다.

그렇게 되지 않으려면 식생활을 개선하여 조금씩 꾸준하게 살을 빼야 한다. 이것이 가장 좋은 다이어트 방법이다. 건강한 식생활 습관이 자리 잡게 되면 가끔 폭식을 해도 곧 원래의 체중이나 체형으로 돌아간다.

우리가 흔히 살쪘다고 하소연하는 것은 정확히 말하면 '살찐 상태를 유지하고 있음'을 의미한다. 필요 이상의 칼로리 섭취, 불규칙한 생활 습관 등으로 인해 '쓸데없이 살이 쪄 있는' 상태가 되었을 수도 있다.

물론 식생활 바꾸기는 단숨에 되지 않는다. 만약 지금부터 하루에 25알씩 아몬드를 먹기 시작한다면 변화의 가능성은 있다. 아몬드를 먹기 시작한 사람들의 '여분의 간식을 먹지 않게 되었다', '예전보다 밥맛이 좋아졌다'와 같은 후기가 위 주장을 뒷받침한다.

아몬드를 먹는다면 극단적으로 열량을 조절하지 않아도 점차 식생활이 변하게 된다. 그렇게 되면 누구나 쓸데없이 살이 찐 상태로부터 벗어날 수 있다.

🐾 아몬드로 살을 뺄 수 있는 이유

이제 '아몬드로 체중 감량이 가능한 이유'에 대해 알아보도록 하자. 아몬드가 체중 감량에 적격인 이유는 다음과 같다.

① 포만감이 있어 식사 외에 다른 군것질 섭취를 방지한다.
② 풍부한 식물 섬유로 변비를 없앤다.
③ 장에서 칼로리 흡수를 억제하는 역할을 한다.
④ 양질의 지방질이 뇌로 하여금 포만감을 느끼게 한다.
⑤ 씹는 행위가 포만감을 더한다.
⑥ 기초 대사가 높아져 BMI가 감소한다.
⑦ 호르몬의 균형이 잡혀 살이 찌기 어려운 체질이 된다.

⑧ 몸에 산화 스트레스*가 줄어 살이 빠지는 구조로 변한다.

⑨ 인슐린 분비를 억제한다.

위의 9가지 근거가 아몬드가 체중 감량에 효과적이라는 주장을 뒷받침한다. 그렇다면 본격적으로 위 내용에 대해 자세히 알아보자.

*체내에 활성 산소가 많아져 생체의 산화 균형이 무너진 상태를 이르는 말이다.

이유 ①

포만감이
군것질을
막는다

아몬드에는 식물 섬유가 풍부하다. 이 점은 앞에서 몇 번이나 언급해 왔다. 그렇다면 식물 섬유는 무엇일까.

일본에서는 식물 섬유를 '소화 효소로서 소화가 되지 않는, 식품에 포함된 난難소화 성분'이라고 정의한다. (정의는 각국마다 내용이 조금씩 다를 수 있다.)

식물 섬유는 물에 잘 녹지 않는 불용성과 녹기 쉬운 수용성 두 종류로 각자 다른 움직임이 있다. 이어지는 내용에서는 아몬드에 많이 함유된 불용성 식물 섬유를 다룰 것이다.

가끔 '식물 섬유의 칼로리는 어느 정도일까?'라고 묻는 사람들이 있다. 답을 기다리는 사람들의 대부분은 '없지 않아?'라며 불안한 눈빛을 보낸다. 과연 정답은 무엇일까. 당신의 대답이 궁금하다.

과거에는 쓰레기 취급을 받았던 식물 섬유

정답은 '거의 없지만 아예 없지는 않다'이다. 사실 식물 섬유에는 소량이지만 칼로리가 있다. 현대에 들어와서는 당당하게 영양 성분으로 대접받고 있지만, 40년 전만 해도 쓰레기와 비슷한 취급을 받았다.

영양 성분으로 다루어지지 않았기 때문에 성분에 대한 구체적인 연구도 없었다. '칼로리가 없을 것'이라는 막연한 추측 때문에 '칼로리 제로'라는 이미지가 생겨 버렸다. 식물 섬유에 소화되기 힘든 난소화 성분이 있다고는 하지만, 그중 일부는 체내에서 소화된다. 그럼에도 정확히 몇 칼로리가 소화되는지는 아직까지도 알 수 없다.

다만 칼로리가 0에 가깝다는 말은 틀린 말이 아니다. 실제로 소화가 되지는 않지만 위나 장은 식물 섬유에 함유된 난소화 성분을 분해하기 위해 소화 활동에 열량을 쓴다. 아몬드에는 식품군에서 최고 수준에 달하는 식물 섬유가 들어 있다. 난소화성 식물 섬유는 칼로리가 거의 없음에도 포만감이 뛰어나다.

식물 섬유는 '섬유'라는 이름에 걸맞게 수분을 흡수하면 부피가 몇 배로 팽창한다. 게다가 쉽게 소화되지도 않는다. 이 말인즉슨 포만감으로 인해 식사 외에 별도의 군것질을 하지 않게 된다는 뜻이다. 간식 시간에 과자 대신 25알의 아몬드를 먹어 보자. 한 줌밖에 되지 않지만 포만감이 상당해 깜짝 놀랄지도 모른다.

"과자 대신에 아몬드를 먹게 된 후로 쓸데없는 폭식을 하지 않게 되었어요."

이렇게 말하는 사람이 많은 이유도 아몬드에 들어 있는 식물 섬유가 속을 든든하게 해 공복감을 완화시켜 주었기 때문이다. 그렇게 되면 식사량도 자연스럽게 적정 수준에서 멈춰진다.

이유 ②

식물 섬유가
변비를
해소한다

"다이어트를 하면서 변비가 생겼
어요."

가끔 젊은 사람들에게서 이런 말을 듣고는 한다. 민망하기보다는
안타깝다는 생각이 든다. 변비는 체중 감량에 있어 가장 피해야 할 상
태 중 하나이다.

불용성 식물 섬유가 위를 통과하여 장내에 들어가면 장의 연동 운동
이 활발해진다. 식물 섬유는 수분을 흡수하면 몇 배로 팽창하지만, 소

화 성분은 대부분 위에서 소장, 혹은 대장으로 천천히 움직이게 된다.

그 과정에서 식물 섬유는 주위의 노폐물, 수분과 엉켜 변이 된다. 이때 장은 변의 크기가 일정 수준 이상이 되지 않으면 내보내라는 신호를 하지 않는다. 식사를 과도하게 제한하거나 수분 섭취량이 적은 경우, 변은 장내에서 긴 시간 동안 머물게 된다.

'다이어트와 식물 섬유'에 대한 미국의 논문을 찾아본 적이 있다. 그때 본 22개의 논문 중 20개의 논문에서 식물 섬유의 섭취량이 많은 사람일수록 체중이 줄어든다는 결과가 도출되었다.

식단과 몸의 관계는 실로 밀접하다. 미국 미시간대학과 홍콩과학기술대학의 조사 결과 '평소의 식생활 때문에 살이 찐다'라고 생각하는 사람보다 '운동량이 없어 살이 찐다'라고 생각하는 사람이 더 많다고 한다. 살과 운동량이 밀접하다고 생각한 사람들은 초콜릿과 같은 당류를 더 많이 섭취하는 경향이 있었다.

살이 찐 사람은 비만의 원인이 운동 부족에 있다고 생각하기 쉽지만 실제로는 더 큰 요인이 있었다. 살이 찔 수밖에 없는 가장 큰 요인은 지나친 칼로리 섭취였다.

극단적인 설명이기는 하지만 비만인 사람들은 대체적으로 식사에 문제가 있다고 생각해도 무방하다. 그들에게 식물 섬유가 풍부한 아몬드는 식단 개선을 위한 첫걸음이 될 수 있다.

그동안은 야채나 버섯, 해조류 등 식물 섬유가 풍부한 식품을 먹지 않았다면, 무심결에 자꾸만 과자로 손이 간다면 아몬드를 식단에 넣어 매일 먹어 보자.

비만의 원인이 되는 생활 습관을 하루 25알의 아몬드가 해소해 준다. 변비도 말끔하게 해결된다. 나아가 비만에 대한 고민도 한결 덜게 된다. 특히 단 것을 좋아하는 사람일수록 아몬드를 추천한다.

이유 ③

올레산이
여분의 칼로리 흡수를
방해한다

매일 25알의 아몬드를 먹되, 다른 생활 습관은 가급적 그대로 유지하는 실험은 지금까지 몇 번이나 해 왔다.

결과를 보면 평균적으로 체중의 약 5퍼센트 정도가 줄어든다. 물론 개인차는 약간씩 있지만 체중이 느는 참가자는 거의 없었다. 실험을 통해 체중이 줄어든 참가자들에게 나타나는 공통점이 있다. 바로 변비의 개선이다. 특히 원래 변비가 있었던 참가자들은 변비가 개선되어 체중이 크게 줄었다.

아몬드가 이런 효과를 낼 수 있는 이유는 아몬드에 포함된 별개의 성분이 장내 유동성에 관여하기 때문이다. 그 정체는 앞에서도 언급한 불포화 지방산의 지방질인 올레산이다. 변비 개선을 위해서는 장내에 변의 양이 충분해야 한다. 또한 변이 장내를 부드럽게 지나갈 수 있도록 환경을 조성해야 한다.

다이어트 중에 변비에 걸렸다는 사람들은 극단적인 식사 제한이 원인인 경우가 많다. 윤활유가 되는 기름이 부족해져 변이 나오기 어려운 상태에 이르는 경우가 대부분이다.

올레산이 풍부한 아몬드는 다이어트로 인해 변비에 걸려 고생하는 사람들에게 효과적이다. 지방질은 장에서 모두 흡수되지 않기 때문에 윤활유 역할을 하여 배설에 도움을 준다.

변비는 장내에 수분 혹은 지방질이 부족하거나 양 자체가 적어 변이 나오기 어려운 상태이다. 이때 아몬드에 풍부한 식물 섬유가 장내를 자극한다. 연동 운동이 활발해진 장에 식물 섬유와 지방분이 작용하면 변비가 개선된다.

게다가 아몬드에는 당질을 분해하는 효소인 아밀라아제Amylase를 배척하는 성분이 들어 있어 당질이 소장에서 흡수되지 않은 채로 흘러가게 된다.

올레산은 '살은 빠지고, 체질은 살찌기 어렵게 바뀌고, 체내의 콜레스테롤은 낮아지기' 위한 다이어트에 더할 나위 없는 기름 성분이다.

그뿐만이 아니다. 다른 기능도 숨어 있다. 바로 포도당의 흡수를 조절하는 능력이다.

음식에서 섭취된 탄수화물이나 당질은 입이나 소장에서 소화 효소인 아밀라아제나 글루코시데이스Glucosidase에 의해 포도당으로 분해된다. 그리고 그 상태로 체내에 흡수된다. 아몬드에는 이런 움직임을 방해하는 성분이 들어 있다. 그 결과 포도당이 되지 못한 탄수화물은 체내에 흡수되지 못하고 변으로 배출된다.

당질이 흡수되려면 장에 길게 있어야 하는데 아몬드가 장을 통과하는 시간을 짧게 한다. 장벽에서도 당질의 흡수를 억제해 준다. 그런 점에서 아몬드는 다방면에 걸쳐서 체중 조절에 도움을 준다.

이유 ④

아몬드의
지방질이
뇌에 포만감을 준다

식사 후 배가 부른데도 불구하고 무심코 달달한 간식거리를 산 경험이 있는가? '단것이 들어가는 배는 또 따로 있으니까'라는 생각을 하면서 말이다. 일본에서는 술을 마신 뒤 입가심으로 라면 혹은 차 밥(차※에 말아 먹는 밥)을 찾는 사람들이 많다. 그렇다면 사람들은 왜 배가 부른데도 자꾸 먹으려는 것일까.

이유는 간단하다. 간이 알코올 분해를 우선해 혈당치가 낮아지기 때문이다. 사람의 뇌는 혈당치가 낮아지면 곧바로 혈당치를 높이는 설탕이나 탄수화물이 함유된 식품을 갈구하게 된다.

포만감을 느끼는 데 중요한 요소는 '위가 음식으로 가득 찬 상태'만이 아니다. 여기서 관건은 '뇌가 얼마나 만족하는가'이다.

다이어트를 위해 극단적으로 당질과 지방질을 제한한 사람들이 요요 현상으로 고생한다는 이야기를 종종 듣게 된다. 당질과 지방질은 인간의 몸에 꼭 필요한 중요 영양소이다.

뇌가 본능적으로 원하는 행위를 제한하면 어떻게 될까. 결과적으로 뇌는 포만감을 얻지 못하고 기아 상태가 된다.

아몬드에 풍부한 지방질은 뇌를 본능적으로 만족시킨다. 우리가 음식을 먹으면 뇌의 보수계에 자극이 간다. 그러면서 '뇌 내의 마약', '쾌감 물질'이라 불리는 신경 전달 물질 도파민Dopamine이 분비된다. 지방질, 당질과 같은 성분이 뇌에 만족감을 준 결과이다.

아몬드는 위장뿐 아니라 뇌도 만족하는 식품이다. 심신에 만족감을 주는 건강식이다. 아몬드는 다이어트 중에 쓸데없는 주전부리 섭취를 억제한다. 무심결에 먹는다 하더라도 소량이라면 걱정하지 않아도 되는 식품이다.

이유 ⑤

씹는 횟수가
많을수록
포만감이 높아진다

그 외에도 아몬드로 체중 감량이
가능한 이유는 많다. 그중에서도 아몬드를 '씹음'으로 인한 포만감은
큰 비중을 차지한다.

다이어트 책을 보면 '식사는 꼭꼭 씹어 먹기'라는 문장이 항상 나
와 있다. 아몬드를 통째로 삼키는 사람은 없다. 아몬드의 특성상 씹
지 않으면 목구멍으로 넘기기 어렵기 때문에 자연스럽게 씹는 횟수
가 늘어난다.

수 년 전 미국의 퍼듀대학교 리차드 마테스Richard Mathes 교수를 중심으로 한 연구팀이 재미있는 실험 결과를 발표했다. 대상은 총 20명으로 18-50세의 BMI 수치가 20-30인 여성으로 이루어졌다. 이들에게 매일 두 줌(약 50그램)의 아몬드를 10주 동안 먹게 하는 실험을 하였다. 이외에 다른 조건이나 제약은 없었다.

아몬드 50그램의 열량은 약 300칼로리이다. 성인 여성의 하루 평균 섭취 열량으로 생각하면 약 15퍼센트에 달하는 칼로리이다. 통상적으로 이 정도의 열량 섭취가 늘면 살이 찐다고 생각하기 쉽다. 그러나 체중은 거의 변하지 않았다. 연구팀은 그 이유로 '포만감의 증가', '열량 소비의 증가', '열량 소실'을 들었다.

포만감이 증가하는 이유로 가장 큰 요인은 씹는 행위에 있었다. 씹지 않고 음식을 먹으면 자연히 속도가 빨라진다. 대표적인 예로 면 종류의 음식을 수 있다. 대충 씹어서 삼키기 때문에 속도가 빨라져 포만감을 느끼기도 전에 거의 다 먹게 된다.

반면에 아몬드처럼 씹지 않고 삼킬 수 없는 음식은 먹는 속도에 보조를 맞추듯 포만 중추도 활성화된다. 그만큼 덜 먹게 된다.

우리 팀은 같은 중량의 밥과 아몬드의 씹는 횟수를 비교했다. 그 결과 밥은 보통 15-20번 정도 씹고 나서 삼키는 반면, 아몬드는 30-40번을 씹어야 삼킬 수 있음을 알아냈다.

그뿐만이 아니다. 아몬드를 먹으면 혈류가 좋아지고 기초 대사가

BMI의 계산식

$$BMI = \frac{체중(kg)}{신장(m) \times 신장(m)}$$

일본비만학회는 통계적으로 병에 걸리기 가장 어려운 BMI 22를 표준으로 하여 25 이상을 비만으로 칭하고 그 비만도를 네 단계로 나누었다.

비만도의 판정 기준(일본비만학회, 2000년 기준)

	BMI
저체중(마름)	18.5 미만
표준 체중	18.5 이상 25 미만
비만(1도)	25 이상 30 미만
비만(2도)	30 이상 35 미만
비만(3도)	35 이상 40 미만
비만(4도)	40 이상

높아져 열량의 소비도 증가한다. 그에 따라 섭취한 것의 일부는 열량 소실 즉, 변으로 배설된다. 그렇기 때문에 높은 칼토리를 섭취해도 살이 찌지 않는 결과로 이어진다.

이유 ⑥

기초 대사가
높아지고
BMI가 낮아진다

지금까지의 조사가 가능했던 배경에는 미국에서 수십 년간 이어진 대규모 역학 조사 덕분이다. 그 조사에서는 견과류를 먹는 빈도가 높은 사람일수록 BMI가 낮다는 결과가 도출되었다.

미국에는 간호사를 대상으로 실시하는 대규모 조사인 간호사건강연구NHS, Nurses Health Study가 있다. 1976년 11개의 주에서 30-55세의 여성 간호사가 참가한 조사로 최근까지도 새로운 결과가 발표되고 있

견과류를 먹는 빈도와 BMI와의 관계(미국 간호사를 대상으로 조사)

견과류를 먹는 빈도	인원수(명)	BMI
거의 없음	29,899	24.8
주 1회 – 월1~3회	43,948	24.3
주 2회 – 4회	7,746	23.8
주 5회 이상	4423	23.4

미국의 간호사 8만 6천 명 이상을 대상으로 조사한 결과이다. 견과류 섭취 빈도가 높은 사람일수록 BMI 수치가 낮음을 알 수 있다.

다. 새로운 조사에 대해서는 뒤에서 다시 설명할 것이다.

1980년에는 아몬드를 포함해 견과류를 거의 먹지 않았던 사람이 35퍼센트에 달했다. 주 1회 미만은 36퍼센트로 고열량의 이미지가 강했다. 하지만 그 후에 실시된 여러 조사에서 견과류에 대한 이미지가 많이 변했음을 알 수 있었다.

앞의 표를 보면 지속적인 견과류 섭취와, BMI 수치 사이에 근소한 상관관계가 있음을 알 수 있다. 수만 명 단위의 조사에서도 견과류를 먹는 빈도가 높을수록 BMI 수치가 낮다는 결과가 나왔다.

견과류를 전혀 먹지 않는 계층은 BMI가 24.8이나 되지만, '주 1회-월 1회'를 보면 0.5나 줄어든다. '주 2-4회'로 늘면 거기서 0.5가 더 낮아진다. '주 5회 이상' 견과류를 먹는 계층은 더 낮은 수치를 보인다.

수만 명을 대상으로 하는 조사이지만 이 실험을 통해 확실히 차이를 인식할 수 있다. BMI 수치에 관계없이 견과류가 모든 인체에서 효과를 발휘함을 알 수 있다.

이 실험에서는 견과류 전반을 대상으로 하고 있지만, 미국은 단일 국가로 봤을 때 세계에서 아몬드 소비량 1위이다. 일본의 약 8배, 인구가 12억인 인도의 약 4배이다. 이런 관점에서 봤을 때 간호사들의 아몬드 섭취량도 상당하리라고 추정된다.

물론 견과류에는 칼로리가 있기 때문에 과다 섭취는 금물이다. 견과류를 적정량 섭취하면 씹는 행위를 통해 만족감을 얻을 수 있다. 연동 운동을 통해 주변 근육이 활발하게 움직이며 혈액 순환도 향상된다. 기초 대사도 높아진다. 앞에서도 언급했지만, 혈류 촉진에 의한 열량 소비의 증가는 이런 부분에서도 잘 나타나 있다.

이유 ⑦

호르몬의 균형이 잡혀 살이 찌지 않는 체질이 된다

다이어트를 방해하는 음식이 무엇이라고 생각하는가? 이렇게 물으면 대부분의 사람들이 '단 음식', '탄수화물', '튀긴 음식처럼 기름이 많이 사용된 음식'이라고 대답한다.

물론 기름을 사용한 요리는 칼로리가 높기 때문에 많이 섭취하면 좋지 않다. 하지만 지방질은 우리 몸의 기능을 유지하는 호르몬의 원료로써 꼭 필요하다. 다이어트 중에도 예외는 아니다. 지방질은 다이어트에 없어서는 안 될 중요 영양소이다.

체중 조절을 하려고 할 때 가장 우선적으로 지방질의 섭취를 제한하는 사람들이 있다. 실제 체중 조절의 기준으로 보면 섭취하는 열량 중 20퍼센트 정도는 지방질에서 얻는 것이 바람직하다고 한다.

'살이 빠지는 기름'이라 불리는 아몬드의 올레산과 같은 불포화 지방산은 호르몬의 원료로 이용된다. 섭취한 총 칼로리 중 지방질에서 얻은 열량이 15퍼센트 이하라면 호르몬 분비의 균형이 무너지기 쉽다. 그렇기 때문에 각별한 주의가 필요하다.

특히 체중 조절을 할 때 중요한 호르몬이 있다. 바로 테스토스테론 Testosterone 이다. 테스토스테론은 신진대사를 향상시켜 체지방 분해와 연소, 근육의 합성을 촉진한다. 남성 호르몬으로 잘 알려져 있지만 체중 조절에 있어서는 매우 중요하다.

테스토스테론은 근육을 유지하며 지방을 근육으로 바꾸기도 한다. 건강미 넘치는 몸을 만드는 데는 안성맞춤이다. 지방질이 근육으로 변하면 기초 대사가 올라간다. 그렇게 되면 자연스레 살이 빠지기 쉬운 몸으로 변한다. 아름답고 건강한 몸을 갖는 데 가장 이상적인 방법이다. 극단적인 칼로리 제한으로 몸이 기아 상태에 이르는 다이어트와는 차원이 다르다.

테스토스테론은 건강면에서도 중요하지만, 여기서는 '체중 조절 및 신체 기능을 관장하는 호르몬'으로 기억해 두면 좋겠다.

아몬드에 풍부한 비타민 E도 호르몬 분비를 촉진한다. 체중 감량을 위해서는 여러 영양 성분에 신경을 써야 한다. 양질의 지방산과 비타민 E, 미네랄이 풍부한 아몬드는 체중 조절에 큰 도움이 된다.

이유 ⑧

산화 스트레스를
줄여 준다

'산화'는 노화의 원인이 되는 무서운 화학 반응이다. 한마디로 세포를 녹 쓸게 하는 것이다. 산화의 원인이 되는 음식과 생활 습관을 피하고 예방하려는 노력을 하지 않으면 노화는 점점 진행된다.

아몬드의 우수한 산화 방지력은 앞서 비타민 E나 항산화 성분인 폴리페놀과 플라보노이드를 다루면서 소개했다. 이런 항산화 작용이 비만 예방에 도움이 된다는 사실은 여러 연구를 통해 명확해졌다.

101

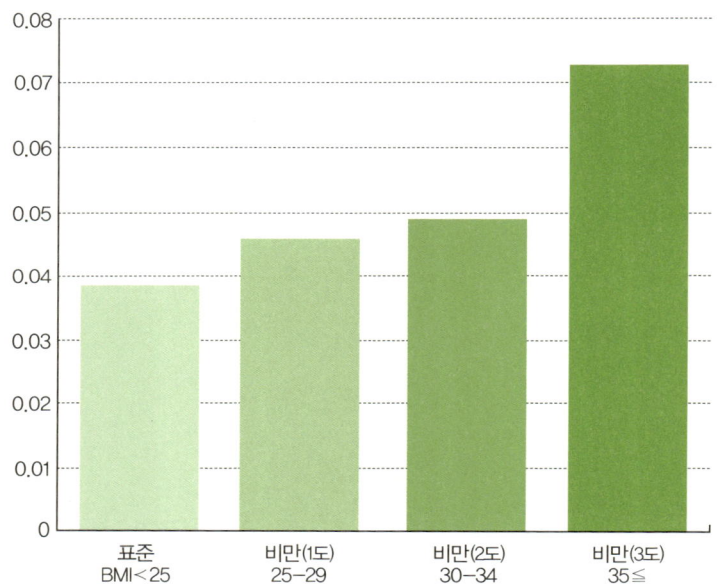

이소프로스탄(ng/mL)

BMI가 높은 사람일수록 산화 스트레스를 측정하는 지표인 이소프로스탄의 수치가 높음을 알 수 있다.

앞의 자료는 약 3만 명을 대상으로 조사한 결과의 그래프이다. 산화 스트레스가 높은 사람일수록 비만이 될 확률이 높음을 알 수 있다.

산화 스트레스는 체내에 활성 산소가 많아져 산화 균형이 무너진 상태를 말한다. 활성 산소에 의해 세포가 상처받는 정도로 생각하면 이해가 쉽다.

산화 스트레스에 어느 정도 노출되어 있는지를 측정하는 지표로 이소프로스탄isoprostane이 있다. 비만과 산화 스트레스의 인과 관계는 정확히 알 수 없다. 다만, 산화 스트레스가 적은 사람 중에 비만인 사람은 많지 않았다.

그 예로, 전의 연구에서 BMI가 높을수록 이소프로스탄 수치가 높다는 결과가 있었다. 산화 스트레스에 의한 비만의 증가를 나타낸 그래프에서도 알 수 있듯 BMI가 35를 넘으면 산화 스트레스의 수치가 월등히 높아진다. 일본의 동북대학에서도 일본인을 대상으로 연구한 결과 BMI가 높을수록 이소프로스탄의 수치가 높다고 밝혔다.

다음 장으로 넘겨 그래프를 보자. BMI 25 미만을 자세히 보면 18.5 미만에서 이소프로스탄의 수치가 한층 더 낮아졌음을 알 수 있다. BMI가 낮을수록 비만과 산화 스트레스에 명확한 관계가 있음을 확신하게 하는 근거이다.

일상의 식습관에 아몬드와 같은 견과류를 겸해 보자. 견과류의 항산화 효과 덕분에 산화 스트레스는 줄어들고, 비만이 개선된다. 몸의

이소프로스탄의 수치
(pg/mL) p=0.012

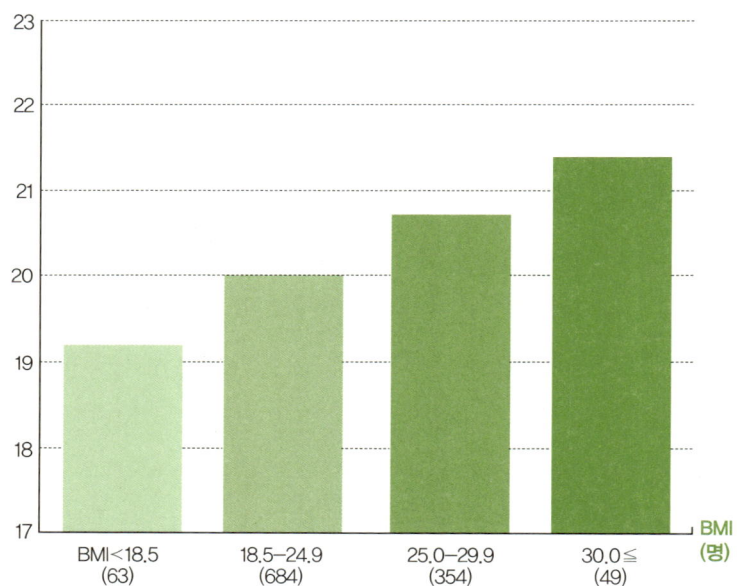

동북대학의 연구진이 BMI 30 이하의 상세 자료를 조사한 결과, BMI와 산화 스트레스의 관계가 명확함을 밝혀냈다.

순환도 좋아진다. 꾸준히 실행한다면 긍정적인 변화는 눈에 띄게 나타날 것이다.

현재 미국에서는 보조제의 효과에 대해 회의적으로 보는 연구 결과가 속속들이 발표되고 있다. 효과를 긴가민가하며 다이어트 보조제를 섭취하기보다는 여러 연구 결과로 효능이 입증된 천연 보조제 아몬드를 먹어 보자. 몸의 산화가 억제되면 노화도 방지되고 비만도 막을 수 있음을 명심하자.

이유 ⑨

올레산이
인슐린의 분비를
억제한다

올레산은 아몬드 이외에도 올리브 유와 같은 식품에 풍부하게 들어 있다. 광고에도 빈번하게 등장하기 때문에 '건강을 생각한 기름'이라고 생각하는 사람도 많다.

일본보다 지방의 섭취량이 많은 서양에서는 올레산에 대한 연구가 성행하였다. 그러면서 올레산에는 몸의 각 기능을 조절하는 효과가 있음을 알게 되었다. 올레산을 꾸준히 섭취하면 콜레스테롤의 수치가 낮아진다. 위산과 인슐린의 분비량도 조절된다.

그렇다면 올레산이 '살을 빠지게 하는 기름'으로서 어떻게 인슐린의 분비를 억제하는지 알아보자.

우리의 몸을 움직이기 위해서는 각 기관에 활동을 위한 열량이 필요하다. 그 원동력은 섭취한 당질이나 지방질로부터 얻는다. 그 예로 식사에서 섭취한 탄수화물이 장내에서 포도당에 의해 분해되어 체내로 흡수되는 과정을 들 수 있다.

당질은 인슐린에 의해 지방으로 변환된다. 이때 인슐린의 분비량이 많으면 지방으로 바뀌는 양이 늘어난다. 당질의 과다 섭취로 혈당치가 급상승하면 우리 뇌는 '보통 때보다 더 많은 인슐린을 분비시켜야 해'라고 사령한다.

덧붙여 말하면 혈중에 방출된 인슐린의 양은 식욕과도 관계가 있다. 정상적인 상태의 사람은 혈당치가 낮을 때 배고프다고 느낀다. 혈당치가 높아지면 인슐린이 작용해 평소의 혈당치로 돌아오게 된다.

계속해서 혈당치가 높은 상태를 유지하게 되면 어떻게 될까. 정상적인 신호가 전달되지 않아 인슐린에 대한 몸의 반응이 둔감해진다. 식사를 해도 공복감이 가시지 않아 간식을 섭취하게 된다.

그 결과 혈당치가 높아져 인슐린에 대한 반응이 더 둔감해지는 악순환이 반복된다.

애초에 인슐린은 과도하게 높아진 혈당치를 낮추는 목적으로 분비된다. 올레산은 이런 인슐린의 분비도 조절해 준다.

🐿️ 탄수화물 섭취 시 혈당치의 상승을 막아 주는 아몬드

혈당치 농도의 추이

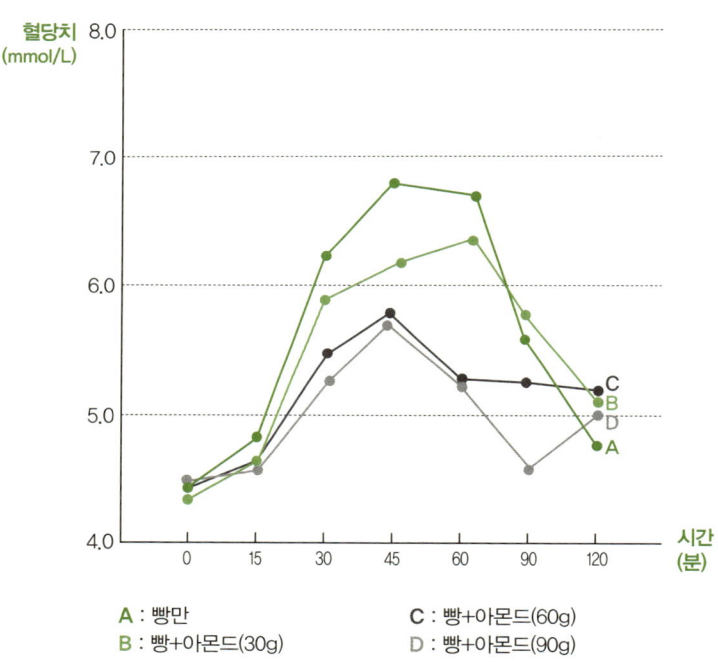

A : 빵만
B : 빵+아몬드(30g)
C : 빵+아몬드(60g)
D : 빵+아몬드(90g)

칼로리는 3배 가까이 높지만, 빵만 먹었을 때보다 빵과 아몬드(90g)를 함께 먹었을 때 혈당치의 상승이 완만하였다.

앞의 그래프는 당질의 대표 음식인 빵을 섭취했을 때 혈당치의 추이를 기록한 것이다. 빵만 먹었을 때와 아몬드와 함께 먹었을 때의 변화를 2시간에 걸쳐 기록했다.

칼로리로 비교한다면 빵만 먹었을 경우는 257칼로리이다. 반면 빵과 아몬드 90그램을 함께 먹을 경우 최대 763칼로리이다. 무려 3배에 가까운 차이다.

그러나 혈당치의 추이를 보면 아몬드 없이 빵만 먹었을 때 급격하게 높아졌음을 알 수 있다.

식후 15분까지는 거의 변화가 없지만, 30분 후부터 빵만 먹은 경우의 혈당치가 급격하게 상승한다. 60분 후에는 빵만 먹은 경우와 아몬드 90그램을 함께 섭취한 경우의 혈당치가 30퍼센트에 달하는 차이를 보인다. 빵만 먹은 경우는, 섭취한 칼로리토 비교하면 1/3수준밖에 되지 않았는데 혈당치는 오히려 높아져 있다.

120분 후에는 모든 경우가 거의 같은 수치까지 떨어진다. 자세히 보면 아몬드의 양이 많은 순서로 혈당치의 차이가 완곡하게 변함을 알 수 있다.

결과를 통해 인슐린의 분비량이 아몬드의 섭취량에 거의 비례함을 알 수 있다. 아몬드의 섭취에 따라 인슐린의 분비량은 조절된다.

다른 연구 결과도 있다. BMI가 27 이상인 비만자들의 하루 섭취 열량을 1,000칼로리로 제한하여 24주 동안 탄수화물을 포함한 식단과 아몬드로 각각 다이어트를 시행했다. (열량으로 환산하면 전자는 탄수화물 53퍼센트, 후자는 32퍼센트이다.)

평균 체중이 110킬로그램에 달하는 고도 비만자를 대상으로 1일 1,000칼로리라는 꽤 엄격한 열량 조절을 한 결과 모두 체중 감량에 성공하였다.

결과를 보면 탄수화물을 섭취한 다이어트군은 체중의 약 10퍼센트를 감량했다. 아몬드 다이어트군은 체중의 약 20퍼센트를 감량하는 데 성공했다.

아몬드 다이어트군은 탄수화물을 제한하지 않았다. 그저 섭취 열량의 일부를 아몬드로 바꾸기만 했는데 이 정도의 차이를 만들어 냈다. 칼로리를 제한해도 섭취한 열량의 흡수는 조절이 가능함을 알 수 있다.

이 원리는 최근 들어 주목받는 저당질 다이어트와 비슷하다. 저탄수화물, 저당질 다이어트는 섭취하는 탄수화물, 당질의 비율을 줄인다. GI지수Glycemic Index(탄수화물이 소화되어 당으로 변하는 속도를 보여 주는 수치)가 낮은 식품을 골라 혈당치의 상승 속도나 인슐린 분비량을 조절한다.

아몬드의 올레산은 인슐린의 분비량을 조절하여 포도당을 과잉 흡수하지 않게 한다. 그런 점에서 저당질 다이어트와 비슷하다.

기본 식사는 영양의 균형을 생각하며 잘 챙겨 먹되 자신의 식습관에 맞춰서 아몬드와 같은 건강식품을 겸한다. 이렇게 하면 건강하게 살을 뺄 수 있을 뿐 아니라 체질도 개선된다.

🌿 당질 제로 다이어트, 무엇이 문제인가?

　나는 당질의 섭취를 과하게 제한하는 다이어트 방법을 반대한다. 우리 몸은 지방이나 단백질로부터 당을 만들 수 있기 때문에 당질을 섭취하지 않아도 된다고 주장하며 '당질 제로'를 외치는 사람들의 의견은 사실이다. 하지만 그런 방법으로 당질을 만들어 내면 몸에 좋지 않다.

　우리 몸은 당질이 들어오지 않게 되면 다음과 같이 반응한다.

　① 혈중의 지방을 분해한다.

　② 근육의 단백질을 분해하거나 몸에 정체된 지방을 분해한다.

　우리 몸은 위의 순서로 당을 만든다. 혈중에 지방이 충분하지 않거나 분해가 늦어지면 근육의 단백질을 사용하려 한다. 몸에 쌓여 있는 지방분을 써주면 좋겠지만 우리 마음대로 되지 않는다.

　이런 상태에서 당이나 지방을 섭취하지 않으면 얼마 못 가서 근육이 망가져 버린다. 근육 자체가 야위게 되면 대사가 떨어지고 칼로리가 소비되지 않는다. 결국에는 살이 빠지기 어려운 체질로 변하고 건강을 해치는 여러 위험 요인을 안게 된다.

　물론 당뇨가 있다면 당질의 섭취 제한이 필요하다. 나는 당질의 섭취 제한이 필요한 사람들에게도 견과류를 권한다. 아몬드와 같은 견과류는 양질의 지방질이 들어 있어 섭취만 해도 근육을 손상시키지 않고 당질을 제한할 수 있기 때문이다.

Chapter 3

병을
고치는
아몬드

아몬드로
동맥 경화를
예방할 수 있다

지금까지는 노화 방지와 다이어트 측면에서 아몬드의 효능을 살펴보았다. 아몬드에 들어 있는 각종 성분은 피부에 광택과 수분을 준다. 호르몬의 균형을 맞추어 기초 대사를 높인다. 그 결과 살이 찌기 어려운 균형 잡힌 신체를 만들어 준다.

아몬드의 효능은 여기서 그치지 않는다. 우리 몸의 겉뿐만 아니라 속도 깨끗하게 해준다. 단순히 좋은 피부와 탄력 있는 몸을 원한다면 고가의 피부 관리를 받거나 헬스장에 다녀도 된다. 단, 그런 방법으로는 장기나 혈관까지 깨끗이 하기는 어렵기 때문에 아몬드 섭취를 권한다. 하루에 아몬드를 25알씩 먹다 보면 기초 체력이 생긴다. 생활 습관에서 비롯된 병에 걸리지 않는 건강한 신체를 얻게 된다.

3장에서는 몸 안을 아름답고 건강하게 해주는 아몬드의 효과에 대해 이야기할 것이다. 그전에 먼저 전신 구석구석까지 에너지를 전달하는 혈관에 대해 살펴보자.

누구나 알고 있듯이 사람의 동맥은 심장에서 보낸 혈액을 전신에 전달하는 혈관으로 무척 중요한 역할을 한다. 동맥이 부드럽고 탄력이 있으면 심장이나 뇌와 같은 중요 장기나 근육에 필요한 산소와 영양이 충분히 공급된다.

만약 혈압이 높아 혈관에 부담이 가거나 콜레스테롤과 같은 지방질이 쌓여 있다면 어떻게 될까. 최종당화산물이 혈관에 축적된다면 동맥은 탄력을 잃고 딱딱해져 손상을 입게 된다.

동맥이 좁아지고 딱딱해지는 동맥 경화는 다양한 생활 습관이 원인이 된다. 특히 심장과 뇌에 영향을 주기 때문에 생명과 직결되는 중대한 병으로 이어질 위험이 있다.

동맥 경화는 진행되기 전까지는 자각할 수 있는 증상이 거의 없다. 위험한 상태라고 해도 혈관이 막힐 때까지 그 내부가 어떤 상태인지 모를 때가 많다. 마치 하수도에 있는 배관의 막힘과 같다. 막혀야 사태의 심각성을 깨닫는다. 혈관은 하수도의 배관과 달리 위험을 감지

했을 때는 이미 늦은 경우도 허다하다.

고혈압은 동맥 경화의 원인이 되는 가장 큰 위험 인자이다. 일본 후생노동성의 자료에 의하면 781만 명이 고혈압 진단을 받았지만 적절한 치료 없이 방치하고 있다고 한다.

고혈압의 원인 중 하나는 염분의 과다 섭취이다. 그 원리는 다음과 같다. 혈중의 염분 농도가 높아지면 세포 내의 침투압(압력)을 일정하게 유지하기 위해 수분의 양도 늘어난다. 수분을 늘려 짙어진 혈액 농도를 조절한다. 수분이 늘어난 결과, 몸 안을 순환하는 혈액의 양 자체가 늘어 말소 혈관에 가해지는 압력도 커지게 된다.

또한 염분은 혈관을 만드는 평골근이라는 근육을 수축시킨다. 혈관을 수축시켜 혈액이 통과하기 어렵게 하여 혈압을 높인다. 마당에 물을 뿌릴 때 물을 멀리까지 보내기 위해 고무관의 앞을 좁혀 수압을 높이는 원리와 비슷하다.

아몬드에 풍부한 칼륨은 고혈압의 큰 적이라 불리는 염분을 체외로 배출하는 기능이 있어 혈압을 내리는 데 효과적이다.

여기에 올레산도 활약을 한다. 체내의 혈액에는 고밀도 지단백 콜레스테롤과 저밀도 지단백 콜레스테롤 두 종류가 있다. 전자는 몸 구석구석의 혈관 벽에 쌓인 과잉 콜레스테롤을 간으로 옮겨 주는 역할을 한다. 후자는 그 반대 작용을 한다. 올레산에는 저밀도 지단백 콜레스테롤을 감소시키는 움직임이 있다. 혈관 벽에 정체된 콜레스테롤은 동맥 경화의 원인이 된다. 즉 고밀도 지단백 콜레스테롤은 동맥 경화의 개선에 효과적이다.

거기다 아몬드에는 활성 산소로부터 혈관 벽을 지키는 동, 망간과 같은 성분도 풍부하다. 이런 미네랄들은 활성 산소의 움직임을 억제하여 혈관의 산화를 막아 준다.

일반적으로 일본식 요리들은 지방분이 적은 건강식이라고 알려져 있지만 염분이 다소 과한 것들도 있다. 아몬드가 그 결점을 보완해 준다. '일본식 요리는 건강에 좋으니까'라는 생각으로 꾸준히 고염식을 섭취해 온 사람들에게 도움을 준다.

마그네슘이
심장 질환의
위험을 낮춘다

심장은 혈액을 전신으로 보내는 데 있어 중요한 펌프 역할을 한다. 일본 후생노동성의 조사에 의하면 심장 질환으로 사망한 사람은 연간 약 20만 명(2012년 인구 동태의 통계 기준)이었다. 사망 원인으로는 암이 가장 많았다. 암으로 인한 사망자는 36만 명으로, 심장 질환은 그 뒤를 이어 2위로 꼽혔다.

심장 질환은 아몬드에 풍부한 마그네슘과 밀접한 관계가 있다. 40-79세의 일본인 5만 8,615명을 15년에 걸쳐 추적해 조사한 결과, 식

마그네슘이 많이 함유된 식품(100g당 단위는 mg)

청파래 가루(건조) ··· 1,300

미역(그대로 말림) ··· 1,100

도로로콘부(다시마를 가늘게 썰어서 만든 가공식품) ·· 520

깨 ··· 360

아몬드 ··· 270

유부 ··· 130

삶은 대두 ··· 110

정어리 말림 ··· 100

낫토 ··· 100

연어 알 ··· 95

단무지 ··· 80

빨간 미소(붉은색의 일본식 된장) ·· 80

굴 ··· 74

빨간 돔 ··· 73

파마산 치즈 ··· 55

우유 ··· 10

마그네슘은 심장 질환과 밀접한 연관이 있다. 청파래 가루와 미역은 다른 식품과 비교하여 함유량의 자릿수가 다를 정도로 다량의 마그네슘이 들어 있지만, 대량으로 섭취하기는 어렵다.

물에서 얻은 마그네슘의 섭취량을 늘리면 심장병으로 인한 사망 위험을 50퍼센트가량 낮출 수 있다고 한다. 이 연구의 논문은 의학 잡지 〈아세로스클레로시스Atherosclerosis〉에 발표되었다.

마그네슘이 부족하면 부정맥까지 발생할 수 있다. 부정맥 치료에 마그네슘이 사용되는 등 양자의 깊은 관련성은 이전부터 잘 알려진 사실이다.

심장의 움직임은 칼슘에 의해 촉진되지만, 마그네슘은 그 움직임을 억제하는 효과가 있다. 칼슘에 의해 심장이 과하게 움직이면 마그네슘은 그 움직임을 적당하게 만든다.

약 6만 명의 식생활을 추적 조사한 결과, 녹황색 야채와 콩, 전립분, 잡곡, 견과류의 미네랄 등 마그네슘이 풍부한 식품을 먹던 사람은 심장 질환에 의한 사망 위험이 낮다고 밝혀졌다.

세계 최대 규모의 의학 연구소인 스웨덴의 카로린스카 연구소에서 과거의 자료를 분석한 결과, 마그네슘의 섭취량을 하루 100밀리그램씩 늘리면 심장 발작의 위험이 9퍼센트나 감소한다는 사실이 밝혀졌다.

아몬드라면 하루 25알로 약 70밀리그램에 달하는 마그네슘을 섭취할 수 있다.

모두가 알고 있듯이 심장은 사람의 몸에서 가장 중요한 기관 중 하나이다. 다른 기관이 아무리 건강하다 하더라도 심장이 좋지 않으면 생활은 위기에 직면할 수밖에 없다.

심장 질환이 염려되는 사람들에게는 천연 보조제인 아몬드를 각별히 더 추천해 주고 싶다.

식물 섬유가
대장암 예방에
도움이 된다

일본인의 사망 원인 1위로 손꼽히는 암은 무엇일까. 일본 후생노동성의 조사에 의하면 여성 사망률이 가장 높은 암은 대장암으로 그다음이 폐, 위, 유방, 간 순이었다.

아몬드는 암의 예방 효과도 기대할 수 있다. 현 시점에서 분명한 것은 아몬드의 식물 섬유가 대장암 예방에 도움이 된다는 점이다.

암 사망률을 분석해 보면 최근 들어 대장암의 사망률이 급상승하고 있음을 알 수 있다. 일본인에게 흔하게 발병하는 질병이 바뀐 이

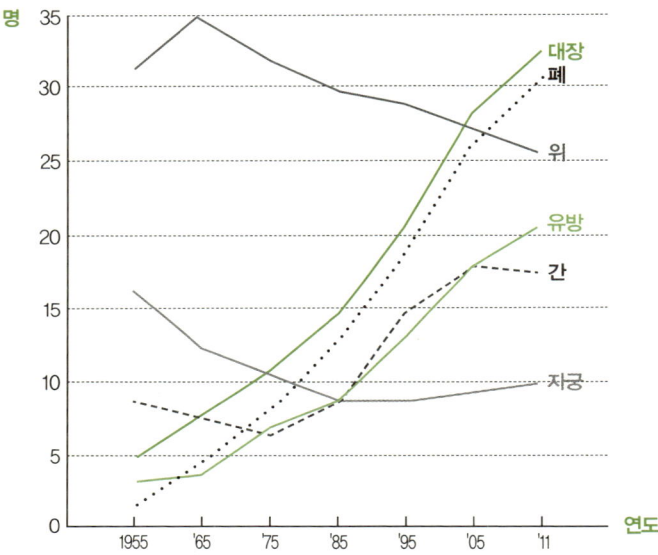

후생노동성에서 10만 명의 여성을 대상으로 조사한 결과를 발췌했다. 어떤 암으로 사망했는지를 살펴보면 제2차 세계대전 후로 대장암이 대폭 상승했음을 알 수 있다.

유는 식습관의 서양화 때문이다. 대장암은 그중에서도 가장 대표적인 예이다.

1장에서도 설명했지만 제2차 세계대전이 끝나고 지금까지 일본인의 식물 섬유 섭취량은 거의 절반으로 감소하였다. 암 사망률이 상승하고 있는 배경에는 장수 시대에 접어들어 사망률이 높은 암의 환자가 늘었다는 요인도 있다. 하지만 고령화 요인을 제외하면 1958년에서부터 최근까지, 대략 50년 사이에 2배가량 늘었다.

일본에서는 1990년부터 5-8년에 걸쳐 남녀 각 6만 5천 명을 대상으로 추적 조사가 실시되었다. 그 결과 여성의 경우 식물 섬유의 섭취량이 적을수록 대장암의 위험도가 높아짐을 알 수 있었다.

장내에 남은 소화액이나 음식 찌꺼기 등도 대장암의 원인으로 볼 수 있다. 이런 잔류물이 장내에 정체하게 되면 그 부위의 세포가 염증을 유발해 유전자에 부분적인 변이가 일어난다. 이런 세포의 변이가 암으로 진행되는 과정이다.

식물 섬유는 장내의 잔류물을 흡수하고 엉키게 하여 배출하는 역할을 한다. 장내 환경을 정돈하는 아몬드의 식물 섬유는 대장암 예방에도 한 몫을 한다.

식물 섬유뿐만 아니라 풍부한 지방질도 배변 활동을 도와준다. 식물 섬유는 아름다운 피부와 다이어트에 있어서도 그렇지만, 건강을 지키는 면에서도 크게 활약한다.

발암률을
낮추는
가능성에 대하여

아몬드가 암에 좋다는 사실은 여러 가지 실험을 통해서 추정되고 있다. 연구자 중 일부는 '아몬드로 암을 낮게 한다'라는 가설을 주장한다. 현 시점에서는 그 주장을 뒷받침할 만한 명확한 논거가 없고 원리를 완벽히 설명하기가 불가능하다.

단, 동물 실험에서는 아몬드를 섭취한 개체와 식물 섬유를 섭취한 개체, 일반 먹이를 섭취한 개체를 비교했을 때 발암률이 상이했다는 연구 결과가 있었다.

2001년, 캘리포니아대학의 연구팀이 쥐를 대상으로 실험한 결과 결장암을 예방하는 데 아몬드가 효과적으로 작용할 수 있다는 가능성을 발견했다.

실험은 20주에 걸쳐 진행됐다. 통으로 된 생아몬드, 아몬드 오일, 아몬드 가루와 암을 유발하는 약품을 쥐에게 투여한 뒤 경과를 살폈다. 실험 결과 생아몬드, 아몬드 오일, 아몬드 가루 모든 경우에서 예방 효과가 확인되었다.

밀 껍질이나 식물 섬유의 주성분인 셀룰로오스Cellulose를 준 쥐 그룹과 비교했을 때 결장암에 걸릴 확률이 낮아졌다.

연구팀도 '생아몬드는 결장암의 위험을 낮춘다. 그 원인은 (아몬드에 함유된) 지방질과 관련된 물질이라고 추측된다'라고 밝힌 바 있다. 암 치료에 아몬드가 쓰일 수 있는 가능성을 한층 더 높인 연구 결과였다.

아몬드에는 결장암의 위험을 낮출 수 있는 가능성이 있다. 그 가능성에 걸린 앞으로의 기대가 크다.

당뇨병
예방에도
효과적이다

아몬드의 효능은 앞에서 기술한 심장 질환, 암과 같은 중대한 병에만 있지 않다. 운동 부족과 식생활이 원인인 각종 생활 습관 병을 예방하는 효과도 있다. 대표적인 예로 당뇨병을 들 수 있다.

후생노동성에서 조사한 '2012년 국민건강영양조사 결과'의 추계에 의하면 당뇨가 강하게 의심되는 사람이 950만 명, 당뇨의 가능성을 부정할 수 없는 예비군이 1,100만 명 정도라고 한다. 합치면 2천만 명이 넘는 수치이다. 일본의 전체 인구를 기준으로 6명 중 1명이 당뇨 가능성을 보인다고 할 수 있다.

많은 사람들이 당뇨의 위험을 안고 있지만 발병 요인은 아직까지 명확하게 밝혀지지 않았다. 당분을 과하게 섭취한다고 해서 모두가 당뇨병에 걸린다고는 볼 수 없다. 다만, 사람에 따라서 꾸준한 당분 섭취로 발병이 빨라지는 경우도 있다.

당뇨병은 혈액 중의 포도당을 조절하는 인슐린의 분비가 감소하거나 움직임이 나빠져 혈당치의 상승을 억제하지 못하게 됐을 때 걸린다. 당뇨가 진행되면 눈이 보이지 않게 되거나 (당뇨병 망막증), 오줌이 만들어지지 않아 인공 투석이 필요(당뇨병성 신장 질환)하게 되는 등 여러 합병증을 동반한다.

당뇨병에는 제1형과 제2형 두 종류가 있다. 제1형은 유전이나 면역 질환에 의해 발병하는데, 주로 아이들에게서 나타난다고 알려져 있다. 전체 당뇨병의 95퍼센트 이상이 제2형인데 식이나 연동 요법으로 증상을 개선할 수 있다.

간호사건강연구에서 2002년에 8만 3,818명의 참가자를 분석한 결과, 견과류를 좋아하는 간호사들은 제2형 당뇨병의 발병률이 낮다고 밝혀졌다.

1980년 식생활 조사 이후 1996년까지, 16년 동안 제2형 당뇨병이 발병한 사람은 3,206명이었다. 발병률을 견과류를 먹는 빈도에 따라 조사한 결과 견과류를 자주 먹는 사람일수록 제2형 당뇨병에 걸릴 확률이 낮다고 밝혀졌다.

견과류를 거의 먹지 않는 사람의 발병률을 1로 본다면, 견과류를 먹는 빈도가 주 1회 미만인 경우 발병률은 0.91이다. 주 1-4회 먹는 사람은 0.81, 주 5회 이상은 0.71이다. 견과류를 먹는 빈도가 높을수록 당뇨병의 발병률이 낮아진다는 결과가 나왔다. 이 실험은 세계 최대의 아몬드 소비국인 미국에서 시행되었기 때문에 간호사들 역시 견과류 중에서도 특히 아몬드를 많이 섭취했으리라 예상된다.

아몬드에 풍부한 식물 섬유와 마그네슘은 혈당치의 상승을 억제하는 효과가 있다. 불포화 지방산인 올레산도 혈당치에 미치는 영향은 거의 없다고 알려져 있다.

혈당치가 높아지면 당은 혈관 안쪽에 손상을 주는 활성 산소의 발생을 촉진한다. 결국 전신의 혈관에 부담이 가게 되고, 심장이나 뇌질환과 연결되는 동맥 경화의 진행도 촉진시킨다. 아몬드는 그런 고혈당을 억제하는 데 효과가 있다.

아몬드는 많은 질병의 발병률을 낮춘다. 의학적으로는 분명하게 밝혀지지 않은 부분도 있지만, 무궁무진한 가능성이 있는 식품이다.

아몬드는
혈당치 조절에
효과적이다

기원전 1500년 전, 이집트의 파피루스를 보면 그때도 당뇨로 추측되는 병이 있었다. 일본에서도 평안시대平安時代의 귀족인 후지와라노 미치나가도 당뇨병이었다고 한다. 당뇨병은 인류의 역사와 함께 해온 끈질긴 병이다. 당뇨병의 진단 기준은 2010년과 2012년, 총 두 번에 걸쳐 개정되었다. 2010년까지는 혈당치만 가지고 당뇨병을 판단해 왔지만 이후 당화혈색소HbA1c라는 기준이 추가되었다.

당화혈색소는 혈중의 당화된 단백질을 말한다. 고혈당 상태가 길어지면 적혈구 내의 단백질인 헤모글로빈(보통은 우리 몸 구석구석에 산소를 운반한다)이 혈관 내 여분의 포도당이나 체내 단백질과 결합하여 당화헤모글로빈이 된다. 당화헤모글로빈에는 몇 가지 종류가 있다. 그중에서도 당뇨병과 밀접한 관계가 있는 것이 당화혈색소이다. 그 결과 당화혈색소 수치도 당뇨병 진단 기준의 항목으로 추가되었다.

거기에 2012년, 당화혈색소의 검사 기준이 국제 기준에 맞춰 변경되는 바람에 기준 수치도 6.1에서 6.5로 높아졌다. 당화혈색소가 당뇨병을 판단하는 데 있어 더욱 중요해졌다.

아몬드에 혈중 단백질의 항산화 작용이 있음은 분명하다. 혈중에는 티올기Thiol group라는 물질이 있는데, 이 물질의 농도를 보면 세포가 어느 정도 손상을 입었는지 알 수 있다. 티올의 농도는 혈중 단백질의 당화 정도를 나타내는 지표이기도 하다.

과거 피실험자의 주식主食을 다음과 같이 네 가지 유형으로 나누어, 식후 4시간 동안의 혈중 티올 농도를 조사한 적이 있다.

A : 빵

B : 쌀

C : 감자

D : 빵+아몬드

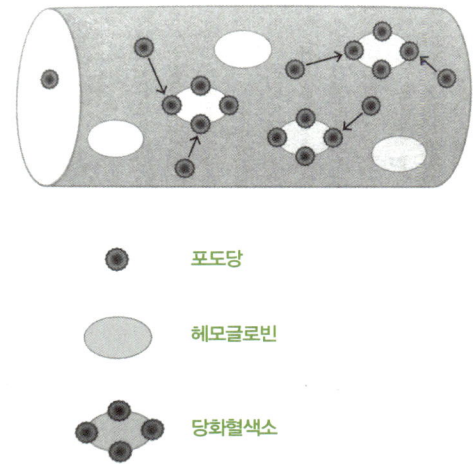

포도당

헤모글로빈

당화혈색소

적혈구의 헤모글로빈이 혈중에 있는 여분의 포도당과 결합하여 당화헤모글로빈인 당화혈색소가 된다.

**혈청 단백질
티올(μmol/L)**

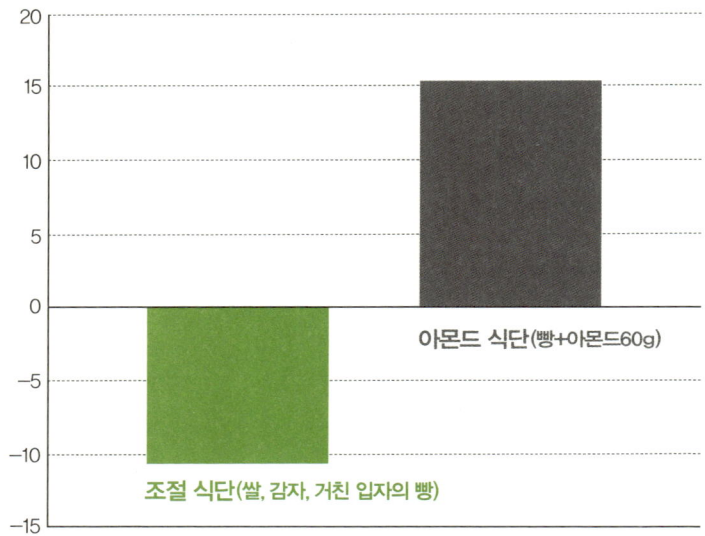

아몬드 식단(빵+아몬드60g)

조절 식단(쌀, 감자, 거친 입자의 빵)

심신 장애가 없는 15명의 실험자를 대상으로 했다. 혈청 단백질 티올 농도의 기초선을 중심으로, 아몬드 식단과 조절 식단의 식후 4시간 동안의 변화를 비교했다.
탄수화물만 섭취한 경우 티올 농도가 낮아져 혈액이 당화되었다. 아몬드를 같이 섭취한 경우 당화가 나타나지 않았다.

그 결과, 빵, 쌀, 감자만 먹은 경우 티올 농도가 저하하였다. 혈중의 당화가 진행되었음을 보여 준다. 빵과 아몬드를 먹은 경우는 유일하게 티올 농도가 상승하였다. 당질인 빵을 섭취했음에도 피가 당화되지 않았다는 사실은 놀라웠다.

아몬드는 GI 지수가 낮은 식품이다. GI 지수가 높은 식품과 함께 섭취하면 혈당치를 조절하는 효과가 있다.

성호르몬을
정돈하여
갱년기 장애를 완화

아몬드는 나이가 듦에 따라 변하
는 몸을 개선하는 데도 효과적이다. 대표적인 증상으로 갱년기 장애
를 들 수 있다. 전에는 갱년기 장애를 여성 특유의 현상이라고 여겼
다. 최근 들어서는 남성의 병으로도 주목받고 있다.

여성도 남성 호르몬을 가지고 있고, 남성도 여성 호르몬을 가지고
있다. 갱년기 장애는 성을 구분하는 호르몬의 분비가 떨어져 자율 신
경 실조증과 비슷한 증상이 일어나는 증후군이다. 여성의 경우 여성

호르몬인 에스트로겐Estrogen이, 남성의 경우 남성 호르몬인 테스토스테론의 저하에서 비롯된다.

여성의 갱년기 장애는 노화에 따라 에스트로겐의 분비량이 줄어 자율 신경의 균형이 무너지고 혈액 순환 등의 움직임에 문제가 생겨서 발생한다. 구체적인 증상으로는 두근거림, 잦은맥박, 복통, 달아오름, 다한, 두통, 불면, 이명, 설사, 변비, 지각 과민 등이다. 다방면으로 불쾌감을 느낄 수 있는 번거로운 질병이다.

남성의 갱년기 장애는 테스토스테론의 결핍이 원인이다. 노화로 인해 테스토스테론의 분비가 줄어들면 무력감, 피로감, 성 기능 장애 등 신체적인 쇠퇴가 일어난다. 심한 경우 심리적인 증상이 동반되기도 한다. 우울증, 불안감이나 인지 기능의 저하 등으로 이어진다.

여성의 에스트로겐 분비량은 50세 전후의 폐경기 무렵에 급격하게 줄어든다. 반면에 남성의 테스토스테론 분비량의 최고점은 20대로, 그 후에는 서서히 줄어든다. 노화로 인해 호르몬의 분비량이 줄어드는 것은 남녀의 공통된 사항이다.

아몬드에 풍부한 비타민 E도 호르몬 분비에 중대한 역할을 한다. 비타민 E는 호르몬의 감소를 완곡하게 해준다.

아몬드에는 붕소도 풍부하다. 최근 들어 미국에서는 여성의 에스트로겐 분비 촉진에 붕소가 어떤 영향을 끼치는지에 대한 연구가 활발하게 이루어지고 있다. 실제 미국에서는 폐경기 여성을 대상으로 붕소를 투여한 실험이 있었다. 실험 결과 에스트로겐의 분비가 활발해졌다는 결론이 도출되었다.

여성 호르몬인 에스트로겐의 연구와 비교하면 남성 호르몬인 테스토스테론에 대한 연구는 아직 미미한 편이다. 그렇지만 테스토스테론의 감소가 전립선 비대증으로 이어진다는 사실 등 최근 들어 새로이 알게 된 사실도 있다.

갱년기 장애가 의심된다면 즉시 병원에 가야 한다. 현재 갱년기 장애의 결정적인 치료법은 없지만, 건강과 영양을 고려한 생활을 시작한다면 삶의 질은 조금씩 개선될 수 있다.

아몬드를 섭취하고 식생활이나 일상에 대한 의식이 달라지면 체질도 바꿀 수 있다. 부부가 함께 아몬드를 먹는다면 갱년기 장애도 어렵지 않게 극복할 수 있다.

비타민 E가
혈류를 촉진해
어깨 결림 증상을
완화한다

아몬드는 일상생활에서 몸이 좋지 않을 때도 도움이 된다. 예를 들면 어깨 결림과 같은 증상이다.

어깨 결림은 혈액 순환이 원활하지 못해서일 가능성이 매우 높다. 혈류 장애는 중대한 질병이지만, 일상의 자잘한 증상으로 우리를 괴롭히기도 한다.

머리 뒷부분에서 어깨에 이르는 근육이 긴 시간 긴장 상태로 있게 되면 어깨가 결리고 통증이 느껴진다. 증세가 심해지면 두통 및 다른 부위에서도 통증이 발생한다.

신체 구조상 승모근 및 어깨나 머리 주변의 근육은 항상 긴장 상태에 있다. 무거운 머리를 지탱해야 하기 때문이다. 긴장이 계속되면 근육이 마비되어 피로 물질이 쌓이고 딱딱해진다.

그렇게 되면 혈관에 압박이 가해져 어깨 주변의 근육에 있는 혈관이 혈류 장애를 유발한다. 그 결과 피로 물질이 계속 쌓이는 등 악순환이 반복된다.

어깨 결림은 긴 시간 같은 자세를 유지하는 경우에 자주 발생한다. 대처 요법으로는 스트레칭과 같은 운동도 효과적이지만 식사나 영양 면으로도 개선할 수 있다.

혈액 순환을 개선하기 위해서는 혈관 내의 환경을 정돈해야 한다. 근육의 피로를 없애 주는 비타민 B나 전신의 혈류를 개선하는 데 효과적인 비타민 E를 섭취하면 도움이 된다.

비타민 B는 돼지고기나 콩류에 풍부하다. 비타민 E는 아몬드와 같은 견과류에 많이 들어 있다.

물론, 비타민이나 아몬드 등의 식품을 섭취했다고 증상이 바로 개선되지는 않는다. 개선이 가능한 일부터 꾸준히 실천해 가는 습관이 무엇보다 중요하다.

몸에 기본 토대가 만들어지면 운동이나 스트레칭만 했을 때보다 효과도 더 크다.

아몬드는 우리의 몸이 안고 있는 과제를 정리하는 면에서도 많은 도움이 된다.

아몬드로
시작하는
생활 습관 병 고치기
프로젝트

분명 이런 의심을 하는 분들도 있다. '고작 아몬드 몇 알로 병을 예방할 수 있다고?', '그런 말도 안 되는 식품이 있을 리가 없지'. 맞는 말이다.

세상에 그런 말도 안 되는 식품은 존재하지 않는다. 그렇지만 아몬드 섭취를 습관화한다면 몸은 확실히 좋아질 수밖에 없다. 아몬드의 효능은 이미 여러 가지 실험을 통해 분명하게 밝혀졌다.

생활 습관에서 비롯된 병에서부터 다양한 질병에 이르기까지, 병에 대한 다양한 연구가 세계 각지에서 이루어지고 있다. 아몬드의 새로운 효능도 계속해서 발견되고 있다. 이미 예방 효과가 있다고 밝혀졌거나 증상 개선에 도움이 된다고 밝혀진 질병은 다음과 같다.

당뇨병, 동맥 경화, 고혈압, 고지혈증, 심장 질환, 뇌질환,

대장암, 결장암, 불면증, 갱년기 장해, 말초 신경 장애,

망막증, 골다공증, 모발 재생, 알츠하이머, 신경 질환 등……

이렇게 다양한 증상에 효과가 기대되는 식품은 사실 많지 않다. 아몬드는 천연 식품 중에서도 긴 세월 동안 인류와 함께 해왔다. 안전성에 대한 신뢰가 가능한 아몬드야말로 천연 건강 보조제이자 '슈퍼 푸드'라고 할 수 있다.

아몬드를 섭취한다는 사실을 기억하고, 전체적인 생활 습관을 돌아보는 기회를 갖는다면 하루하루 더 건강하게 살 수 있다. 아몬드를 먹는 습관은 언제 시작해도 늦지 않다.

Chapter 4

아몬드를 오래오래 즐겁고 맛있게 먹는 법

다양한 영양소와 함께 섭취하면 효능은 배가 된다

아몬드를 하루에 25알씩 꾸준히 먹는다면 이상적인 체형을 유지하며 항상 젊게 살 수 있다. 아몬드는 구하기도 어렵지 않고 각종 병을 예방하는 데도 효과적이다. 아름답고 건강한 삶을 살게 하는 기적과도 같은 열매이다.

이렇게 좋은 식품이지만 매일 같은 방법으로만 먹으면 금방 질리게 된다. '하루 25알씩 아몬드를 먹되, 그 외에 생활 습관은 그대로 두기'는 앞장에서도 소개되었는데, 실험 도중에 아몬드 먹기가 지겹다

며 포기한 사례도 있었다.

그 바람에 원래의 체중으로 돌아가는 매우 안타까운 일이 발생했다. 실제 실험에 참가한 총 인원 32명 중 13명이 도중에 포기했는데, 그 이유도 아몬드가 지겨워서인 경우가 많았다.

아몬드를 효과적으로 먹기 위한 방법을 한번 생각해 보자. 요리법에 따라 다양한 영양소와 함께 섭취하면 아몬드의 효과도 더욱 커질 수 있다.

4장에서는 다른 식재료와 함께 아몬드를 먹음으로써 더욱 맛있고 효과적으로 섭취할 수 있는 방법을 소개하려고 한다.

뒷부분에는 아몬드를 활용한 다양한 요리법도 소개되어 있다. 아몬드를 보다 건강하고 맛있게 먹기 위한 여러 가지 방법이 나와 있으니 일상 식사의 대용으로 활용해 보았으면 한다. 그냥 먹기에는 질릴 것 같아 자신이 없던 분들도 이 기회에 한번 도전해 보기 바란다.

아몬드×육류=
아름답고
강한 피부를
얻는다

쇠고기, 돼지고기, 닭고기…… 그 외의 모든 육류에는 단백질이 들어 있다. 단백질은 몸을 구성하는 필수 영양소이다. 피부나 근육을 만드는 데도 꼭 필요하다.

육류의 단백질은 피부를 생성하는 데 필요한 아미노산의 기본이 된다. 아미노산이 피부와 같은 인체를 효과적으로 구성하기 위해서는 비타민 E나 각종 미네랄, 올레산이 필요하다.

쇠고기에는 비타민 B2, B6, B12와 철분이 풍부하다. 돼지고기에는 비타민 B1, B2, B6이 들어 있다. 닭고기에는 비타민 K가 풍부하며 칼로리가 낮다.

고기의 종류에 따라 들어 있는 영양 성분이 조금씩 다르지만 모두 피부나 근육, 뼈의 형성에 반드시 필요한 중요 성분이다.

그렇다고 육류에서만 단백질을 섭취할 수 있는 것은 아니다. 함유된 단백질의 양으로는 생선도 약 17-25퍼센트 정도 된다. 이 정도면 양으로 비교해도 육류에 지지 않는다.

'밭에서 나는 고기'라고 불리는 대두에도 식물 섬유가 풍부하다. 우유에는 칼슘이, 계란에는 비타민 등 단백질 외에 각종 영양소가 듬뿍 들어 있다.

뒤에 이어지는 요리법을 참조하여 아몬드 페이스트를 만들어 둔다면 구운 고기나 샤브샤브의 소스로도 활용이 가능하다. 두부에 일본식 파 된장을 얹어 고급스럽고 깊은 맛을 더할 수 있다.

매일 아몬드를 먹는 습관에 단백질이 함유된 식품까지 곁들인다면 영양의 균형을 잡을 수 있다. 다부지고 아름다운 몸과 피부를 얻게 된다.

아몬드×어패류=
상승효과로
생활 습관 병을
고친다

타우린Taurine 은 어패류에 함유된 영
양 성분으로 잘 알려져 있다. 세포를 정상적인 상태로 되돌리려는 움
직임이 있어 혈당치나 혈중 콜레스테롤, 혈압을 조절해 준다. 간 기능
도 높여 준다. 효능 면에서는 아몬드와 비슷하다.

　문어나 오징어 등의 연체동물, 가리비나 바지락 등의 조개류, 그 외
에도 가다랑어나 전갱이, 정어리와 같은 푸른 생선에도 타우린이 풍부
하다. 아몬드와 함께 섭취한다면 상승효과를 기대할 수 있다.

어패류에 함유된 성분 중 타우린 외에도 아몬드와 상성相性이 좋은 성분들이 있다. 그중 하나가 연어에 들어 있는 아스타크산틴Astaxanthin 이라는 성분이다.

항산화력, 항당화력이 매우 높아 지방 연소 작용이나 항염증 작용, 면역의 활성화 등 다양한 효과를 기대할 수 있다. 아몬드와 함께 섭취한다면 그 효능을 배로 강화시켜 준다.

아스타크산틴을 유분과 함께 섭취하면 흡수율이 상승하는데, 불포화 지방산이 풍부한 아몬드와의 조합은 이상적이라고 할 수 있다.

예를 들어 아몬드 페이스트에 간장을 넣은 조미료를 만들어 두면, 회나 구이 등 어느 음식에도 사용이 가능하다. 흰살 생선류에 사용한다면 담백한 맛을 해치지 않음은 물론이고, 재료가 가진 고유의 맛을 잘 살려 준다.

통아몬드를 잘게 부순 아몬드 가루는 빵가루 대신에 튀김옷으로도 사용이 가능하다.

타우린이 풍부한 어패류

문어, 오징어

가다랑어, 방어, 전갱이, 꽁치, 정어리,

고등어, 소라, 가리비, 왕우럭 조개, 대합,

바지락, 굴, 새우, 그 외

아스타크산틴이 풍부한 어패류

연어, 송어, 도미,

새우, 게, 그 외

아몬드×녹황색 채소= 항산화 작용으로 면역력을 강화한다

녹황색 야채라고 하면 녹색이나 황색, 적색 등의 색이 진한 야채라는 이미지가 있다. 정확하게 말하면 식용이 가능한 부분을 기준으로 100그램당 카로틴Carotene 함량이 600마이크로그램 이상인 야채를 말한다.

비타민 A가 풍부한 야채를 녹황색 야채라고 하는데, 아몬드와 함께 먹으면 항산화 비타민의 최강 트리오로 불리는 '비타민 ACE' 중 비타민 A와 E를 섭취할 수 있게 된다. 여기에 비타민 C를 추가한다면

154

비타민 A(베타카로틴)가 풍부한 녹황색 야채

쑥갓, 유채, 시금치, 신선초, 미나리, 부추, 수경채,

모로헤이야, 소송채, 말라바 시금치, 파슬리, 바질, 당근, 토마토,

파프리카, 꽈리고추, 오크라Okra*, 단호박, 마늘종, 그 외

비타민 C가 풍부한 야채와 과일

빨간 피망, 방울 양배추, 노란 피망, 파슬리,

유자, 레몬, 감, 참다래, 딸기, 김, 그 외

*아욱과의 한해살이풀

최강의 항산화 비타민 트리오가 형성된다.

예를 들면 이런 방법으로도 먹을 수 있다. 비타민 A가 풍부한 잎사귀 야채를 데치거나 그릴로 굽는다. 그런 뒤 비타민 C가 풍부한 레몬이나 유자, 간장으로 드레싱을 만든다. 거기에 잘게 부순 아몬드 가루로 비타민 E를 보충한다. 구운 김을 추가하여 비타민 C를 강화시켜도 좋다.

물론 야채만으로도 식물 섬유를 풍부하게 섭취할 수 있다. 항산화 비타민 A, C, E의 조합으로 면역력 향상과 같은 여러 가지 효과를 기대할 수 있다.

단, 주의해야 할 점이 있다. 비타민 C는 열에 약하기 때문에 가급적 열을 가하지 않는 조리법으로 섭취하자.

아몬드×탄수화물 = 혈당치 상승을 완만하게 한다

저당질 다이어트를 통해 알 수 있듯, 탄수화물은 최근 들어 좋은 대접을 받지 못하고 있다. 당질은 사람에게 꼭 필요한 영양소이다. 문제는 당질에 의해 혈당치가 급격하게 상승했을 때이다.

당질을 섭취하면 혈당치는 상승한다. 그렇게 되면 우리 몸은 인슐린을 분비하여 혈당을 내리려고 한다. 혈중에 늘어난 포도당을 근육이나 지방 세포에 흡수시키기 위해 움직인다.

이때 남은 여분의 혈당은 중성 지방으로 지방 조직에 축적된다. 이 것이 우리가 흔히 말하는 '살이 찐' 상태이다. 그래서 다이어트를 하 는 사람들은 어떻게든 이 상태가 되지 않기 위해 당질을 섭취하지 않 으려고 한다.

당질을 먹지 않는 것은 어디까지나 수단일 뿐 목적이 아니다. 다이 어트의 목적은 살을 빼는 데 있지 않은가? 이렇게 생각한다면 당질을 섭취하지 않는 데 크게 집착하지 않게 된다.

덧붙여 말하면 당질의 섭취를 완전하게 끊기는 사실상 불가능하 다. 당질은 우리의 주식인 밥이나 밀가루, 당질을 대표하는 곡물류 외 에도 각종 야채 등 모든 채소에 들어 있다.

문제가 그렇다면 섭취한 당질을 어떻게 해소할지를 생각하는 편 이 보다 현명한 대처이다.

2장에서는 '아몬드를 섭취하면, 혈당치의 상승을 막을 수 있다'라 고 설명했다. 대규모 조사 및 실험 결과를 보면 아몬드가 비만 예방에 효과적임은 틀림없는 사실로 판명되었다.

그냥 씹어 먹어도 되고, 가루로 만들어 뿌려 먹어도 좋다. 고명 대 신 반찬이나 밥에 뿌려 먹어도 된다. 아몬드 버터를 빵에 바르거나 아 몬드 페이스트를 조미료로 사용할 수도 있다. 미국에서 크게 유행했 고 일본에서도 화제가 되고 있는 아몬드 우유를 마셔 보는 것도 좋다.

아몬드는 영양도 풍부하지만 다른 재료가 가진 고유의 맛을 방해하지 않아 어떤 음식과도 잘 어울린다.

　여기서 핵심은 식전, 식후의 30분이다. 당질을 섭취했다고 하더라도 이때 먹으면 체내에 남는 당질이 흡수되기 어렵다. 아몬드에 풍부한 식물성 지방과 올레산이 함께 작용하여 혈당치의 상승을 예방한다. 영양 면에서도 다른 식품과 상승효과를 이루어 몸 상태를 조절해 준다.

　노화 방지, 다이어트, 건강은 누구나 관심 있는 주제이다. 아몬드는 세 주제에 있어 최고의 효과를 발휘한다.

**더욱 맛있고,
간단하게!**

아몬드 가루 &
페이스트로 만드는
슈퍼 건강 요리법

요리: 아오키 케이코青木敬子

지금까지 소개한 바와 같이 아몬드는 영양가가
높은 식품이다. 요리 연구가 겸 영양사인 아오키
케이코는 아몬드의 성분을 효과적으로 섭취하기
위해 메뉴를 연구하였다. 이런 요리법을 참고하
여 자신만의 메뉴를 만든다면 아몬드의 효능을
더욱 높일 수 있다.

아몬드 가루로 만드는
'젊어지는 조미료'

: 부수는 것만으로 완성되는 아몬드 가루 만들기!

🍯 재료(만들기 쉬운 분량)

아몬드 … 200g(200알)

🥄 만드는 법

아몬드를 껍질 채, 식칼로 잘게 자른다.

(분쇄기를 이용해도 좋다.)

🍲 이렇게도 사용할 수 있어요!

– 아몬드 낫토

잘게 다진 셀러리(4cm정도), 당근(1.5cm)와 아몬드가루(4알),
간장(조금), 참기름(2큰술), 낫토(2팩), 낫토의 소스를 섞어 완성

– 아몬드를 얹은 두부

아몬드 가루에 차조잎(1매, 채 썬 것), 올리브 오일과 소금(적당량)
을 두부(연두부 1모)에 올려 서양식 냉두부처럼 먹을 수 있다.

간단하게 만들 수 있고 어디에든 사용이 가능하다

수제 아몬드 가루는 어떤 음식에든 사용이 가능한 편리한 토핑이다. 분쇄기로 15–20초 정도 갈아 거친 입자가 되면 완성이다. 수프에 띄우거나 샐러드의 토핑, 고기나 생선 등을 구웠을 때 혹은 튀김옷으로 사용해 보자. 식감도 살아나고 맛도 훨씬 풍부해진다. 보존 기간은 밀봉 상태로 보관했을 때 냉장고에서 약 1개월 정도이다.

아몬드 가루로 만드는 조미료 ①

'된장 드레싱'

🔘 재료(만들기 쉬운 분량)

- 아몬드 가루, 된장, 올리브 오일 … 각 2큰술

- 설탕, 식초 … 각 2큰술, 1/2큰술

- 와사비 … 소량

✎ 만드는 법

모든 재료를 섞는다. 병 등에 넣어 냉장고에 보관하면 1주일 동안 사용할 수 있다.

'된장 드레싱'으로 만드는 요리

: 닭 날개 그릴

콜라겐이 듬뿍 들어 있는 닭 날개와 비타민 C가 풍부한 경수채를 사용한다. 아몬드 가루와 올리브 오일이 들어간 된장 드레싱으로 맛의 깊이를 더하면서도 뒷맛이 깔끔한 것이 특징이다.

🔘 재료(2인분)

- 된장 드레싱 … 2큰술

- 닭 날개 … 4개

- 올리브 오일 … 적당량

- 경수채(5cm로 자른다) … 적당량

🥄 만드는 법

1. 프라이팬에 올리브 오일을 두르고 팬의 온도를 높인다. 양면이 알맞게 구워졌
   으면 된장 드레싱을 넣는다.

2. 그릇에 경수채를 올려, 그 위에 1을 담는다.

아몬드 가루로 만드는 조미료 ②
'중화풍의 아몬드 소스'

🧂 재료(만들기 쉬운 분량)

- 올리브 오일, 간장 … 각 3큰술
- 식초, 설탕, 굴 소스 … 각 2작은술
- 아몬드 가루 … 4큰술

🥄 만드는 법

모든 재료를 섞는다. 병 등에 넣어 냉장고에 보관하면 1주일 동안 사용할 수 있다.

'중화풍의 아몬드 소스'로 만드는 요리
: 연어와 바지락, 야채의 포일 구이

아름다운 피부를 위한 천연 보조제의 총 집합이라고 할 수 있다. 아스타크산틴이 풍부한 연어, 타우린이 함유된 바지락, 설포라판Sulforaphane이 들어 있는 브로콜리로 만드는 요리이다. 피부에 좋은 음식은 우리 몸이 기뻐하는 음식이다.

🍳 재료(2인분)

- 중화풍의 아몬드 소스 … 6큰술
- 연어 … 2도막
- 바지락 … 100g
- 양배추(채 썬 것) … 2매(100g)
- 파프리카(빨강, 노랑, 꼭지와 씨를 빼서 채 썬 것) … 각1/2개
- 브로콜리(작게 손질한 것) … 1/4개

🥄 만드는 법

1. 알루미늄 포일 위에 연어, 바지락, 야채를 각각 반씩 올린다. 연어와 바지락 위에 중화풍의 아몬드 소스를 반 정도 뿌린 뒤 알루미늄 포일로 싼다.

2. 1을 알루미늄 포일로 덮어 오븐(100w)에서 15분 정도 굽는다. 바지락의 입이 벌어지고 전체적으로 익으면 위에 덮었던 알루미늄 포일을 열고 그릇에 담는다. 동일한 방법으로 재차 조리한다.

아몬드 가루로 만드는 조미료 ③

'아몬드 소금 누룩'

🍯 재료(만들기 쉬운 분량)

- 아몬드 가루 … 4큰술

- 소금 누룩, 참기름 … 각 2큰술

- 두반장 … 1/2작은술

🥄 만드는 법

모든 재료를 섞는다. 병 등에 넣어 냉장고에 보관하면 2주일 동안 사용할 수 있다.

'아몬드 소금 누룩'으로 만드는 요리

: 찐 닭과 배추 무침

닭다리 살이 들어가 단백질의 확실한 섭취가 가능하다. 배추는 비타민 C를 파괴하지 않도록 생으로 버무린다. 아몬드 소금 누룩의 고소하고 깊은 맛에 참기름과 두반장으로 포인트를 준다.

🍯 재료(2인분)

- 아몬드 소금 누룩 … 4큰술

- 닭다리 살 … 1/2매

- 술 … 2큰술

- 해송이 버섯(작게 쪼갠 것) … 50g

- 배추(잎을 떼고 배추 심을 채 썬다) … 50g

만드는 법

1. 내열 그릇에 닭고기와 해송이 버섯을 올리고 술을 부어 랩을 씌운다. 전자레인지(600w)로 2분 동안 가열한다. 닭고기의 위아래를 뒤집어 2분 더 가열한다.

2. 전자레인지에서 꺼낸 닭고기의 열이 식으면 얇게 저민다.

3. 깊이가 있는 그릇에 닭고기, 해송이 버섯, 배추를 넣고 아몬드 소금 누룩을 넣어 잘 섞은 뒤 접시에 옮긴다.

Part2

아몬드 페이스토로 만드는 아름다운
'피부 조미료'

: 갈고 으깨어 점도를 내는 아몬드 페이스트 만들기!

재료(만들기 쉬운 분량)

아몬드 ⋯ 200g(200알)

만드는 법

아몬드를 분쇄기에 갈아 매끈한 소스 상태로 만든다.
(약2-3분)

이렇게도 사용할 수 있어요!

– 아몬드 버터

아몬드 페이스트 50그램과 상온에 녹인 같은 양의 버
터, 꿀 1큰술을 믹서에 넣고 매끈하게 될 때까지 돌린
다. 완성되면 빵이나 과자에 발라 즐긴다.

동, 서양의 구분 없이 어떤 음식에도
잘 어울리는 건강한 조미료
아몬드 페이스트의 특징은 맛의 깊이는
있지만, 강한 향이 없다는 점이다. 그렇
기 때문에 동, 서양의 다양한 드레싱이
나 소스, 양념에 사용이 가능한 만능 조
미료이다.
비빔밥과 볶은 음식에는 물론이고, 회
를 찍어 먹는 소스로도 사용이 가능하
다. 몸에도 좋고 맛도 좋은 아몬드 페이
스트는 밀봉 용기에 넣어 냉장고에 보
관하면 약 2주 정도 사용할 수 있다

'아몬드 에스닉 소스'

🔻 재료(만들기 쉬운 분량)

- 아몬드 페이스트 … 3큰술

- 식초 … 2큰술

- 고추장 … 1큰술

🥄 만드는 법

모든 재료를 섞는다. 병 등에 넣어 냉장고에 보관하면 1주일 동안 사용할 수 있다.

'아몬드 에스닉 소스'로 만드는 요리

: 당면 볶음

면이라고 해도 걱정 없다. 당면 볶음이라면 섭취 칼로리도 억제할 수 있을 뿐 아니라 녹황색 야채도 듬뿍 들어 있다. 단백질도 섭취할 수 있고 아몬드 페이스트로 영양가도 확실히 높일 수 있다.

🔻 재료(2인분)

- 아몬드 에스닉 소스 … 3큰술

- 참기름 … 적당량

- 마늘(잘게 썬 것) … 1/4쪽

- 당근(채 썬 것) … 15g

- 슬라이스 베이컨(가로로 썬 것) … 1매

- 시금치(한 번 데치고 수분을 뺀 후 3cm 길이로 썬 것) … 2단

- 당면(뜨거운 물에 담가 불린 후 수분을 뺀 것) ⋯ 20g

- 물 ⋯ 50cc

- 소금, 후추 ⋯ 각 적당량

- 아몬드(거친 입자로 부순 것) ⋯ 적당량

🥄 만드는 법

1. 프라이팬을 약한 불에 달궈 참기름을 두른 뒤 마늘을 볶는다. 마늘 향이 나기 시작하면 당근, 베이컨을 넣는다. 숨이 죽으면 시금치를 넣고 소금, 후추를 뿌린다.

2. 당면과 아몬드 에스닉 소스를 추가하여 잘 섞어 준다. 준비한 물을 넣은 뒤 뚜껑을 닫고 약한 불에서 3-4분 쪄낸다.

3. 프라이팬의 뚜껑을 열어 수분을 날리고 그릇에 담은 뒤, 아몬드와 참기름을 뿌린다.

아몬드 페이스트로 만드는 조미료 ②

'일본식 아몬드 페이스트'

🏋 재료(만들기 쉬운 분량)

- 아몬드 페이스트 ··· 6큰술

- 국시 장국(2배 농축한 것) ··· 6큰술

- 꿀 ··· 2작은술

- 생강 간 것 ··· 1큰술

🥢 만드는 법

모든 재료를 섞는다. 병 등에 넣어 냉장고에 보관하면 1주일 동안 사용할 수 있다.

'일본식 아몬드 페이스트'로 만드는 요리

: 일본식 비빔밥

어떤 재료와도 조화되는 아몬드 페이스트는 일본식 요리에도 잘 어울린다. 당근의 베타카로틴, 돼지고기의 비타민 B, 표고버섯의 비타민 D를 섭취할 수 있는 요리이다.

🏋 재료(2인분)

- 일본식 아몬드 페이스트 ··· 6큰술

- 참기름 ··· 1큰술

- 우엉(길쭉하게 잘라 물에 담가 놓은 것) ··· 1/4조각

- 당근(채 썬 것) ··· 25g

- 표고버섯(슬라이스) ··· 1매

• 얇게 저민 돼지고기 … 50g

• 밥 … 2그릇

• 김(잘게 자른 것) … 적당량

만드는 법

1. 중간 불로 달군 프라이팬에 참기름을 붓고 우엉을 넣어 숨이 죽을 때까지 볶
는다. 당근, 표고버섯, 고기를 넣고 볶는다. 익으면 일본식 아몬드 페이스트를
넣고 함께 볶는다.

2. 깊이가 있는 그릇에 밥을 넣고 1을 넣어 잘 섞는다.

3. 그릇에 담아 김을 얹는다.

아몬드에 대한 글을 한 권 가득 담았다. 사실 내가 이 책에서 강조하고 싶은 바는 '아몬드 최고!'만이 아니다.

사실 아몬드는 훌륭한 식품이다. 나 자신도 매일 먹고 있고, 관심을 갖는 지인들에게도 추천하고 있다. 과학적으로 다 밝혀지지는 않았지만 아몬드의 효능은 이외에도 많을 것이라 확신한다.

그렇다고 내가 모든 영양소를 아몬드로만 섭취한다는 이야기는 아니다. 밥이나 빵과 같은 주식과 고기, 생선, 콩류 등도 먹는다. 나는 일상적인 식생활에서 주식보다도 그 외에 무엇을 먹을지를 항상 신경 쓴다.

먹는 음식, 조리법에 따라 영양의 흡수 정도와 효과가 달라지기 때문에 이런 점들에도 주목해 주었으면 한다.

예를 들면 같은 음식을 먹는다 하더라도 '야채에서 섭취가 가능한' 성분에 신경 써서 먹는다면 혈당치를 낮게 유지할 수 있다. 이것은 식물 섬유를 먼저 섭취하여 혈당치를 완곡하게 조절하는 방법으로 아몬드에 버금가는 효과가 있다.

아몬드가 그것을 체감하게 하는 하나의 단서가 된다. 변비와 같은 증상에 대해서는 단기간에 효과를 볼 수 있으니 꼭 한번 시도해 보기 바란다.

실제로 '변비가 놀랄 정도로 개선됐다'라는 이야기를 연구에 협력해 준 사람들에게서 자주 듣는다. 그중에는 아몬드를 먹는 습관 이외에는 바뀐 것이 없었음에도 6개월에 10킬로그램 이상을 감량했다는 사람도 있었다.

하지만 그 후에 아몬드 섭취를 그만두었을 때는 원래의 체중과 비슷하게 돌아왔다고 한다. 아몬드를 먹으면 살이 빠지고, 먹기를 그만두면 살이 찌는 현상이 실제로 나타나고 있다.

현대 사회에서는 몸에 좋은 식습관을 갖고 있기가 어렵다. 어떤 음식을 선택하여 먹을 것인가. 그 점을 생각하는 계기로 아몬드의 섭

취를 권한다. 아몬드에는 자신을, 나아가 세상을 바꾸는 놀라운 힘이
숨겨져 있다.

내 몸을 위한 아몬드 사용설명서

초판 1쇄 인쇄 2015년 6월 12일
초판 1쇄 발행 2015년 6월 19일

지은이 이노우에 히로요시
옮긴이 김은영

펴낸이 박세현
펴낸곳 팬덤북스

기획위원 김정대 · 김종선 · 김옥림
편집 김종훈 · 이선희
디자인 강진영
영업 전창열

주소 (우)121-250 서울시 마포구 성산동 275-60번지 교홍빌딩 305호
전화 070-8821-4312 | **팩스** 02-6008-4318
이메일 fandombooks@naver.com
블로그 http://blog.naver.com/fandombooks

등록번호 제25100-2010-154호

ISBN 979-11-86404-08-9 13510